**Mohammad Abdul Saleem**
**Nuha Rasheed**
**Rafiya Begum Syeda Zeba Hyder Zaidi**

# O papel do gene nas doenças cardiovasculares

Mohammad Abdul Saleem
Nuha Rasheed
Rafiya Begum Syeda Zeba Hyder Zaidi

# O papel do gene nas doenças cardiovasculares

ScienciaScripts

**Imprint**
Any brand names and product names mentioned in this book are subject to trademark, brand or patent protection and are trademarks or registered trademarks of their respective holders. The use of brand names, product names, common names, trade names, product descriptions etc. even without a particular marking in this work is in no way to be construed to mean that such names may be regarded as unrestricted in respect of trademark and brand protection legislation and could thus be used by anyone.

Cover image: www.ingimage.com

This book is a translation from the original published under ISBN 978-620-2-30427-6.

Publisher:
Sciencia Scripts
is a trademark of
Dodo Books Indian Ocean Ltd. and OmniScriptum S.R.L publishing group

120 High Road, East Finchley, London, N2 9ED, United Kingdom
Str. Armeneasca 28/1, office 1, Chisinau MD-2012, Republic of Moldova, Europe
Managing Directors: Ieva Konstantinova, Victoria Ursu
info@omniscriptum.com

Printed at: see last page
**ISBN: 978-620-8-60842-2**

# ÍNDICE DE CONTEÚDOS

# Capítulo 1

## INTRODUÇÃO:

Há cinquenta anos, a genética cardiovascular simplesmente não existia. A genética era um campo nascente de investigação básica, com pouca relevância aparente para a ciência cardiovascular ou qualquer outra subespecialidade médica. Atualmente, a genética cardiovascular é uma disciplina que integra plenamente a investigação laboratorial de alta tecnologia e a medicina clínica. Deste híbrido surgiram descobertas que identificaram com precisão a causa de perturbações até então "idiopáticas", forneceram conhecimentos fundamentais sobre os processos de doença e delinearam subtipos em patologias bem definidas. Os conhecimentos obtidos com estas descobertas vieram pôr de parte as classificações anatómicas tradicionais das doenças e integrar a fisiologia celular e a bioquímica molecular no estudo da patologia. Tanto para os investigadores como para os profissionais e os doentes, a genética cardiovascular está a ter um impacto crescente na definição e no diagnóstico da doença, na explicação do prognóstico e na expansão dos tratamentos.

A doença cardiovascular (DCV) é um dos principais problemas de saúde, afectando mais de 80 000 000 de indivíduos só nos Estados Unidos. A DCV engloba uma vasta gama de perturbações, incluindo doenças da vasculatura, do miocárdio, do circuito elétrico do coração e doenças cardíacas congénitas Roger et al., 2012). Para quase todas estas doenças, as variantes hereditárias da sequência de ADN desempenham um papel importante na atribuição do risco de doença. Por exemplo, na população em geral, um historial de DCV aterosclerótica prematura num progenitor confere à descendência um risco ~3,0 vezes maior de DCV (Lloyd-Jones et al., 2004). No entanto, a magnitude exacta do papel da hereditariedade varia consoante a doença e outros factores, como a idade de início da doença e o subtipo de doença.

A DCV é uma das principais causas de doença e morte a nível mundial. Os investigadores estimam que a sua prevalência continuará a aumentar nas próximas décadas. Até agora, as estratégias públicas de prevenção têm-se baseado predominantemente na gestão dos factores ambientais que contribuem para as DCV, como a obesidade, o tabagismo e a falta de exercício físico. Recentemente, a compreensão do papel da genética no desenvolvimento das DCV tornou-se muito mais importante, uma vez que os investigadores começaram a associar a genética ao aparecimento da doença e à resposta à terapêutica.

As doenças cardiovasculares (DCV) são uma classe de doenças que afectam o coração ou os vasos sanguíneos.[2]! As doenças cardiovasculares incluem as doenças das artérias coronárias (DAC), tais como a angina e o enfarte do miocárdio (vulgarmente conhecido como ataque cardíaco).[121] Outras

DCV incluem o acidente vascular cerebral (AVC), a insuficiência cardíaca, a doença cardíaca hipertensiva, a doença cardíaca reumática, a cardiomiopatia, a arritmia cardíaca, a doença cardíaca congénita, a doença cardíaca valvular, a cardite, os aneurismas da aorta, a doença arterial periférica, a doença tromboembólica e a trombose venosa.[2][3]

Os mecanismos subjacentes variam consoante a doença em causa![2]! A doença arterial coronária, o acidente vascular cerebral e a doença arterial periférica envolvem aterosclerose![2]! Esta pode ser causada por hipertensão arterial, tabagismo, diabetes, falta de exercício físico, obesidade, colesterol elevado, má alimentação, consumo excessivo de álcool, entre outros...[2]! A hipertensão arterial está na origem de 13% das mortes por DCV, enquanto o tabaco está na origem de 9%, a diabetes de 6%, a falta de exercício de 6% e a obesidade A doença cardíaca reumática pode seguir-se a uma faringite estreptocócica não tratada.[121]

Estima-se que 90% das doenças cardiovasculares são evitáveis.^ A prevenção da aterosclerose envolve a melhoria dos factores de risco através de: alimentação saudável, exercício físico, evitar o fumo do tabaco e limitar o consumo de álcool.[121] O tratamento dos factores de risco, como a hipertensão arterial, os lípidos no sangue e a diabetes também é benéfico.[2] O tratamento com antibióticos de pessoas com faringite estreptocócica pode diminuir o risco de doença cardíaca reumática.[6] O efeito da utilização de aspirina em pessoas saudáveis é pouco claro.[7][8]

As doenças cardiovasculares são a principal causa de morte a nível mundial.[2] Isto é verdade em todas as regiões do mundo, exceto em África.[2] No seu conjunto, causaram 17,9 milhões de mortes (32,1%) em 2015, contra 12,3 milhões (25,8%) em 1990.[4k31 As mortes por DCV, numa determinada idade, são mais comuns e têm vindo a aumentar em grande parte do mundo em desenvolvimento, enquanto as taxas têm vindo a diminuir na maior parte do mundo desenvolvido desde a década de 1970.[9][10] A doença arterial coronária e o acidente vascular cerebral são responsáveis por 80% das mortes por DCV nos homens e 75% das mortes por DCV nas mulheres.^ A maioria das doenças cardiovasculares afecta os adultos mais velhos. Nos Estados Unidos, 11% das pessoas entre os 20 e os 40 anos sofrem de DCV, enquanto 37% entre os 40 e os 60 anos, 71% das pessoas entre os 60 e os 80 anos e 85% das pessoas com mais de 80 anos sofrem de DCV.[1] A idade média de morte por doença das artérias coronárias no mundo desenvolvido é de cerca de 80 anos, enquanto no mundo em desenvolvimento é de cerca de 68 anos.[9] O início da doença é tipicamente sete a dez anos mais cedo nos homens do que nas mulheres.[11]

# Capítulo 2

## TIPOS

Existem muitas doenças cardiovasculares que envolvem os vasos sanguíneos. São conhecidas como doenças vasculares.

1) Doença das artérias coronárias (também conhecida como doença cardíaca coronária e doença cardíaca isquémica)
2) Doença arterial periférica - doença dos vasos sanguíneos que fornecem sangue aos braços e pernas
3) Doença cerebrovascular - doença dos vasos sanguíneos que fornecem sangue ao cérebro (inclui o AVC)
4) Estenose da artéria renal
5) Aneurisma da aorta

Existem também muitas doenças cardiovasculares que afectam o coração.

1) Cardiomiopatia - doenças do músculo cardíaco
2) Doença cardíaca hipertensiva - doenças do coração secundárias a pressão arterial elevada ou hipertensão
3) Insuficiência cardíaca - síndrome clínica causada pela incapacidade do coração de fornecer sangue suficiente aos tecidos para satisfazer as suas necessidades metabólicas
4) Doença cardíaca pulmonar - uma falha no lado direito do coração com envolvimento do sistema respiratório
5) Disritmias cardíacas - anomalias do ritmo cardíaco
6) Doença cardíaca inflamatória
   a) Endocardite - inflamação da camada interna do coração, o endocárdio. As estruturas mais frequentemente afectadas são as válvulas cardíacas.

   b) Cardiomegalia inflamatória
   c) Miocardite - inflamação do miocárdio, a parte muscular do coração.
7) Doença cardíaca valvular
8) Cardiopatia congénita - malformações da estrutura do coração existentes à nascença
9) Doença cardíaca reumática - lesão dos músculos e das válvulas cardíacas devido à febre reumática causada pelo Streptococcus pyogenes, uma infeção estreptocócica do grupo A.

# Capítulo 3

## FACTORES DE RISCO

Existem muitos factores de risco para as doenças cardíacas: idade, sexo, tabagismo, inatividade física, consumo excessivo de álcool, alimentação pouco saudável, obesidade, predisposição genética e antecedentes familiares de doenças cardiovasculares, aumento da pressão arterial (hipertensão), aumento do açúcar no sangue (diabetes mellitus), aumento do colesterol no sangue (hiperlipidemia), factores psicossociais, pobreza e baixo nível de instrução e poluição atmosférica.[13][14][15][16] Embora a contribuição individual de cada fator de risco varie entre diferentes comunidades ou grupos étnicos, a contribuição global destes factores de risco é muito consistente.[117]! Alguns destes factores de risco, como a idade, o sexo ou a história familiar/predisposição genética, são imutáveis; no entanto, muitos factores de risco cardiovascular importantes são modificáveis através de alterações do estilo de vida, alterações sociais e tratamento medicamentoso (por exemplo, prevenção da hipertensão, hiperlipidemia e diabetes).[118]! As pessoas com obesidade correm um risco acrescido de aterosclerose das artérias coronárias [19]!

## GENÉTICA

Os factores genéticos influenciam o desenvolvimento de doenças cardiovasculares nos homens com menos de 55 anos e nas mulheres com menos de 65 anos)[18]! A doença cardiovascular nos pais de uma pessoa aumenta o seu risco em 3 vezes)[20]! Em estudos de associação genética, verificou-se que múltiplos polimorfismos de nucleótido único (SNP) estão associados a doenças cardiovasculares)[21^ 22]! mas, normalmente, a sua influência individual é pequena e as contribuições genéticas para as doenças cardiovasculares são pouco conhecidas)[22]!

## IDADE

A idade é, de longe, o fator de risco mais importante no desenvolvimento de doenças cardiovasculares ou cardíacas, com aproximadamente uma triplicação do risco em cada década de vida)[23]! As estrias gordas coronárias podem começar a formar-se na adolescência)[24]! Estima-se que 82% das pessoas que morrem de doença coronária têm 65 anos ou mais)[25]! Ao mesmo tempo, o risco de acidente vascular cerebral (AVC) duplica a cada década após os 55 anos de idade[26]!

Foram propostas várias explicações para explicar por que razão a idade aumenta o risco de doenças cardiovasculares/cardíacas. Uma delas está relacionada com o nível de colesterol sérico[27]! Na maioria das populações, o nível sérico de colesterol total aumenta com a idade. Nos homens, este aumento estabiliza por volta dos 45 a 50 anos. Nas mulheres, o aumento continua acentuado até aos 60 a 65 anos de idade)[27]!

O envelhecimento está também associado a alterações das propriedades mecânicas e estruturais da parede vascular, o que leva à perda de elasticidade arterial e à redução da complacência arterial, podendo subsequentemente conduzir à doença arterial coronária)[28]!

## SEXO

Os homens correm um maior risco de sofrer de doenças cardíacas do que as mulheres na pré-menopausa.[23][29] Uma vez passada a menopausa, tem-se argumentado que o risco da mulher é semelhante ao do homem[29] embora dados mais recentes da OMS e da ONU contestem este facto)[23] Se uma mulher tiver diabetes, é mais provável que desenvolva doenças cardíacas do que um homem com diabetes.[30]

As doenças coronárias são 2 a 5 vezes mais comuns entre os homens de meia-idade do que entre as mulheres.[27] Num estudo realizado pela Organização Mundial de Saúde, o sexo contribui para cerca de 40% da variação nas proporções entre os sexos da mortalidade por doença coronária.[31] Outro estudo apresenta resultados semelhantes, concluindo que as diferenças entre os sexos explicam quase metade do risco associado às doenças cardiovasculares[27] Uma das explicações propostas para as diferenças entre os sexos nas doenças cardiovasculares é a diferença hormonal.[27] Entre as mulheres, o estrogénio é a hormona sexual predominante. O estrogénio pode ter efeitos protectores no metabolismo da glicose e no sistema hemostático, e pode ter um efeito direto na melhoria da função das células endoteliais.[27] A produção de estrogénio diminui após a menopausa, o que pode alterar o metabolismo lipídico feminino para uma forma mais aterogénica, diminuindo o nível de colesterol HDL e aumentando os níveis de colesterol LDL e total.[27]

Entre homens e mulheres, existem diferenças notáveis no peso corporal, na altura, na distribuição da gordura corporal, na frequência cardíaca, no volume sistólico e na complacência arterial.[28] Nos muito idosos, a pulsatilidade e a rigidez das grandes artérias relacionadas com a idade são mais pronunciadas nas mulheres do que nos homens.

## TABACO

Os cigarros são a principal forma de tabaco fumado.[2] Os riscos para a saúde decorrentes do consumo de tabaco resultam não só do consumo direto de tabaco, mas também da exposição ao fumo passivo.[121] Cerca de 10% das doenças cardiovasculares são atribuídas ao tabagismo;[121] no entanto, as pessoas que deixam de fumar até aos 30 anos têm um risco de morte quase tão baixo como as que nunca fumaram.^[321]

## INACTIVIDADE FÍSICA

A atividade física insuficiente (definida como menos de 5x30 minutos de atividade moderada por semana, ou menos de 3 x 20 minutos de atividade vigorosa por semana) é atualmente o quarto principal fator de risco para a mortalidade em todo o mundo)[21] Em 2008, 31,3% dos adultos com 15 anos ou mais (28,2% homens e 34.4% de mulheres) eram insuficientemente activos fisicamente)[21] O risco de doença cardíaca isquémica e de diabetes mellitus é reduzido em quase um terço nos adultos que participam em 150 minutos de atividade física moderada por semana (ou equivalente))[331] Além disso, a atividade física ajuda a perder peso e melhora o controlo da glicemia, a pressão arterial, o perfil lipídico e a sensibilidade à insulina. Estes efeitos podem, pelo menos em parte, explicar os seus benefícios cardiovasculares)[21]

## DIETA

O consumo elevado de gorduras saturadas, gorduras trans e sal e o baixo consumo de fruta, legumes e peixe estão associados ao risco cardiovascular, embora se discuta se todas estas associações são uma causa. A Organização Mundial de Saúde atribui cerca de 1,7 milhões de mortes em todo o mundo ao baixo consumo de frutas e legumes)[21] A quantidade de sal ingerida na alimentação é também um fator determinante dos níveis de pressão arterial e do risco cardiovascular global)[2l] O consumo frequente de alimentos altamente energéticos, como os alimentos processados ricos em gorduras e açúcares, promove a obesidade e pode aumentar o risco cardiovascular)[2]! Uma revisão da Cochrane concluiu que a substituição de gorduras saturadas por gorduras polinsaturadas (óleos vegetais) reduz o risco de doenças cardiovasculares. A redução do consumo de gorduras saturadas reduziu o risco de doenças cardiovasculares em 17%, incluindo doenças cardíacas e acidentes vasculares cerebrais [34]! A ingestão elevada de gorduras trans tem efeitos adversos nos lípidos sanguíneos e nos marcadores inflamatórios circulantes [35] e a eliminação das gorduras trans da alimentação tem sido amplamente defendida [36]! Há provas de que um maior consumo de açúcar está associado a uma pressão arterial mais elevada e a lípidos sanguíneos desfavoráveis,[37] e a ingestão de açúcar também aumenta o risco de diabetes mellitus)[38]! O consumo elevado de carnes processadas está associado a um risco acrescido de doenças cardiovasculares, possivelmente em parte devido ao aumento da ingestão de sal na dieta)[39]!

A relação entre o consumo de álcool e as doenças cardiovasculares é complexa e pode depender da quantidade de álcool consumida. Existe uma relação direta entre níveis elevados de consumo de álcool e o risco de doença cardiovascular)[2]! O consumo de álcool em níveis baixos, sem episódios de consumo excessivo, pode estar associado a um risco reduzido de doença cardiovascular)[40]! O consumo global de álcool a nível da população está associado a múltiplos riscos para a saúde que excedem quaisquer potenciais benefícios)[2]!![(41)]!

## DESVANTAGEM SOCIOECONÓMICA

As doenças cardiovasculares afectam os países de baixo e médio rendimento ainda mais do que os países de elevado rendimento)[42]! Existe relativamente pouca informação sobre os padrões sociais das doenças cardiovasculares nos países de baixo e médio rendimento)[42]! mas nos países de elevado rendimento, os baixos rendimentos e o baixo nível de educação estão consistentemente associados a um maior risco de doença cardiovascular)[43]! As políticas que resultaram num aumento das desigualdades socioeconómicas foram associadas a maiores diferenças socioeconómicas subsequentes nas doenças cardiovasculares![42]! o que implica uma relação de causa e efeito. Os factores psicossociais, as exposições ambientais, os comportamentos de saúde e o acesso e a qualidade dos cuidados de saúde contribuem para os diferenciais socioeconómicos nas doenças cardiovasculares. [l'l'l] A Comissão sobre os Determinantes Sociais da Saúde recomendou que era necessária uma distribuição mais equitativa do poder, da riqueza, da educação, da habitação, dos factores ambientais, da nutrição e dos cuidados de saúde para combater as desigualdades nas doenças cardiovasculares e nas doenças não transmissíveis)[45]!

## POLUIÇÃO DO AR

O material particulado tem sido estudado pelos seus efeitos de exposição a curto e longo prazo nas doenças cardiovasculares. Atualmente, o foco principal é o PM2.5, em que os gradientes são utilizados para determinar o risco de DCV. Para cada 10 μg/m$^3$ 0fPM2.5 de exposição a longo prazo, houve um risco estimado de 818% de mortalidade por DCV.[46]! As mulheres apresentaram um risco relativo (RR) mais elevado (1,42) para a doença da artéria coronária induzida por PM2,5 do que os homens (0,90).[46] No geral, a exposição a longo prazo a PM aumentou a taxa de aterosclerose e inflamação. Relativamente à exposição a curto prazo (2 horas), cada 25 μg/m$^3$ de PM2.5 resultou num aumento de 48% do risco de mortalidade por DCV![47]! Para além disso, após apenas 5 dias de exposição, ocorreu um aumento da pressão arterial sistólica (2,8 mmHg) e diastólica (2,7 mmHg) por cada 10,5 μg/m$^3$ de PM2,5)[47]! Outras pesquisas implicaram PM2.5 em ritmo cardíaco irregular, redução da variabilidade da frequência cardíaca (diminuição do tônus vagal) e, principalmente, insuficiência cardíaca) [47] !!! [48]! As PM2.5 estão também associadas ao espessamento da artéria carótida e ao aumento do risco de enfarte agudo do miocárdio ([47])!!![48]!

## AVALIAÇÃO DO RISCO CARDIOVASCULAR

A doença cardiovascular existente ou um evento cardiovascular anterior, como um enfarte do miocárdio ou um acidente vascular cerebral, é o preditor mais forte de um evento cardiovascular futuro![49]! A idade, o sexo, o tabagismo, a tensão arterial, os lípidos sanguíneos e a diabetes são preditores importantes de doença cardiovascular futura em pessoas que não se sabe se têm doença cardiovascular![50]! Estas medidas, e por vezes outras, podem ser combinadas em pontuações de risco compostas para estimar o risco futuro de doença cardiovascular de um indivíduo.[1'41] Existem numerosas pontuações de risco, embora os seus respectivos méritos sejam debatidos.[1'11] Outros testes de diagnóstico e biomarcadores continuam a ser avaliados, mas atualmente não existem provas claras que apoiem a sua utilização de rotina. Incluem história familiar, pontuação de calcificação da artéria coronária, proteína C-reactiva de alta sensibilidade (PCR-us), índice de pressão tornozelo-braquial, subclasses de lipoproteínas e concentração de partículas, lipoproteína(a), apolipoproteínas A-I e B, fibrinogénio, contagem de glóbulos brancos, homocisteína, peptídeo natriurético do tipo N-terminal pro B (NT- proBNP) e marcadores da função renal .![52]!![53]! O fósforo sanguíneo elevado também está associado a um risco acrescido!!![54]!

## EXPOSIÇÃO PROFISSIONAL

Pouco se sabe sobre a relação entre o trabalho e as doenças cardiovasculares, mas foram estabelecidas ligações entre certas toxinas, o calor e o frio extremos, a exposição ao fumo do tabaco e problemas de saúde mental, como o stress e a depressão![55]!

Factores de risco químicos

Um relatório da SBU de 2015 que analisou factores não químicos encontrou uma associação para estes;![56]!

1) com trabalho mentalmente desgastante, com falta de controlo sobre a sua situação de trabalho - com um desequilíbrio entre esforço e recompensa[156]!
2) que têm pouco apoio social no trabalho; que são vítimas de injustiças ou não têm oportunidades suficientes de desenvolvimento pessoal; ou que sofrem de insegurança no emprego![56]!
3) as pessoas que trabalham em horários noturnos ou que têm semanas de trabalho longas [156]!

4) as pessoas que estão expostas ao ruído![56]!

Especificamente, o risco de acidente vascular cerebral também foi aumentado pela exposição à radiação ionizante!!![56]! A hipertensão desenvolve-se mais frequentemente nas pessoas que sofrem de tensão no trabalho e que trabalham por turnos![56]! As diferenças entre homens e mulheres em termos de risco são pequenas, mas os homens correm o risco de sofrer e morrer de ataques cardíacos ou AVC duas vezes mais do que as mulheres durante a vida ativa![56]!

## FACTORES DE RISCO NÃO QUÍMICOS

Um relatório de 2017 da SBU encontrou provas de que a exposição no local de trabalho a poeiras de sílica, gases de escape de motores ou fumos de soldadura está associada a doenças cardíacas![57]! Existem também associações para a exposição ao arsénio, benzopirenos, chumbo, dinamite, dissulfureto de carbono, monóxido de carbono, fluidos metalúrgicos e exposição profissional ao fumo do tabaco![57]! O trabalho na produção electrolítica de alumínio ou na produção de papel, quando se utiliza o processo de polpação com sulfato, está associado a doenças cardíacas![57]! Foi também encontrada uma associação entre as doenças cardíacas e a exposição a compostos que já não são permitidos em certos ambientes de trabalho, como os fenoxiácidos contendo TCDD (dioxina) ou o amianto![57]!

Há provas de que a exposição no local de trabalho ao chumbo, ao dissulfureto de carbono, aos fenoxiácidos que contêm TCDD, como , bem como o trabalho num ambiente onde o alumínio é produzido electroliticamente, estão associados ao AVC.[57]

## MUTAÇÕES SOMÁTICAS

A partir de 2017, as provas sugerem que certas mutações associadas à leucemia nas células sanguíneas podem também conduzir a um risco acrescido de doença cardiovascular. Vários projectos de investigação em grande escala que analisam dados genéticos humanos encontraram uma ligação sólida entre a presença destas mutações, uma condição conhecida como hematopoiese clonal, e incidentes e mortalidade relacionados com doenças cardiovasculares.[158]]

Estudos de base populacional mostram que a aterosclerose, o principal precursor da doença cardiovascular, começa na infância. O estudo Pathobiological Determinants of Atherosclerosis in Youth (PDAY) demonstrou que as lesões da íntima aparecem em todas as aortas e em mais de metade das artérias coronárias direitas de jovens com idades compreendidas entre os 7 e os 9 anos.[60]

Isto é extremamente importante, tendo em conta que 1 em cada 3 pessoas morre de complicações atribuíveis à aterosclerose. Para travar esta tendência, é necessário educar e sensibilizar para o facto de as doenças cardiovasculares constituírem a maior ameaça e para a necessidade de tomar medidas para prevenir ou inverter esta doença.

A obesidade e a diabetes mellitus estão frequentemente associadas a doenças cardiovasculares,[61] tal como a história de doença renal crónica e a hipercolesterolemia.[62] De facto, as doenças cardiovasculares são as complicações diabéticas que mais ameaçam a vida e os diabéticos têm duas a quatro vezes mais probabilidades de morrer de causas cardiovasculares do que os não diabéticos.[63][64][65]

**RASTREIO**

Os ECGs de rastreio (em repouso ou com exercício) não são recomendados nas pessoas sem sintomas e de baixo risco.([6]) Isto inclui as pessoas jovens sem factores de risco. Nas pessoas de maior risco, a evidência para o rastreio com ECGs é inconclusiva)[6]]

Além disso, a ecocardiografia, a imagiologia de perfusão do miocárdio e a prova de esforço cardíaco não são recomendadas em pessoas de baixo risco que não apresentem sintomas.^[6]]

Alguns biomarcadores podem acrescentar-se aos factores de risco cardiovascular convencionais na previsão do risco de doença cardiovascular futura; no entanto, o valor clínico de alguns biomarcadores é questionável)[7^9]].

Os NIH recomendam a realização de testes aos lípidos em crianças a partir dos 2 anos de idade se houver uma história familiar de doença cardíaca ou problemas lipídicos)[7]] Espera-se que os testes precoces melhorem os factores de estilo de vida das pessoas em risco, como a dieta e o exercício físico)[9]]

O rastreio e a seleção para intervenções de prevenção primária têm sido tradicionalmente efectuados através do risco absoluto, utilizando uma variedade de pontuações (por exemplo, as pontuações de risco de Framingham ou de Reynolds). Esta estratificação tem separado as pessoas que recebem as intervenções no estilo de vida (geralmente de risco baixo e intermédio) da medicação (de risco mais elevado). O número e a variedade de pontuações de risco disponíveis para utilização multiplicaram-se, mas a sua eficácia, de acordo com uma revisão de 2016, não era clara devido à falta de validação externa ou de análise de impacto. Os modelos de estratificação do risco carecem frequentemente de sensibilidade para grupos populacionais e não têm em conta o grande número de eventos negativos entre os grupos de risco intermédio e baixo. Consequentemente, o futuro rastreio preventivo parece estar a mudar para a aplicação da prevenção de acordo com os resultados de ensaios aleatórios de cada intervenção, em vez de uma avaliação de risco em grande escala[19].

# Capítulo 4

## PREVENÇÃO

Até 90% das doenças cardiovasculares podem ser prevenidas se os factores de risco estabelecidos forem evitados![7]![8]! As medidas atualmente praticadas para prevenir as doenças cardiovasculares incluem:

1) Deixar de fumar e evitar o fumo passivo![57]! A cessação do tabagismo reduz o risco em cerca de 35%![17]!
2) Uma dieta com baixo teor de gordura, baixo teor de açúcar e rica em fibras, incluindo cereais integrais, fruta e legumes!!![7]!![8]!![(9)]! As intervenções dietéticas são eficazes na redução dos factores de risco cardiovascular ao longo de um ano, mas os efeitos a longo prazo dessas intervenções e o seu impacto nos eventos de doença cardiovascular são incertos!!![11]!
3) Pelo menos 150 minutos (2 horas e 30 minutos) de exercício moderado por semana!!![8]!!![11]! A reabilitação cardíaca baseada no exercício reduz o risco de eventos cardiovasculares subsequentes em 26%,![10]! mas existem poucos estudos de elevada qualidade sobre os benefícios do treino de exercício em pessoas com risco cardiovascular aumentado mas sem historial de doença cardiovascular![5]!
4) Limitar o consumo de álcool aos limites diários recomendados;![5]! As pessoas que consomem moderadamente bebidas alcoólicas têm um risco 25-30% menor de doença cardiovascular![6]![8]! No entanto, as pessoas geneticamente predispostas a consumir menos álcool têm taxas mais baixas de doença cardiovascular![8]! sugerindo que o álcool em si pode não ser protetor. O consumo excessivo de álcool aumenta o risco de doença cardiovascular[18]![9]! e o consumo de álcool está associado a um aumento do risco de um evento cardiovascular no dia seguinte ao consumo![7]!
5) Reduzir a tensão arterial, se estiver elevada. Uma redução de 10 mmHg na tensão arterial reduz o risco em cerca de 20%![9]!
6) Diminuir o colesterol não-HDL![1]![2]! O tratamento com estatinas reduz a mortalidade cardiovascular em cerca de 31%!!![3]!
7) Diminuir a gordura corporal em caso de excesso de peso ou obesidade![4]! O efeito da perda de peso é muitas vezes difícil de distinguir da mudança de dieta, e as provas sobre dietas de redução de peso são limitadas![9]! Em estudos observacionais de pessoas com obesidade grave, a perda de peso após cirurgia bariátrica está associada a uma redução de 46% no risco cardiovascular![6]!
8) Diminuir o stress psicossocial![7]! Esta medida pode ser complicada por definições imprecisas

do que constituem intervenções psicossociais![9]! A isquemia miocárdica induzida por stress mental está associada a um risco acrescido de problemas cardíacos em pessoas com doença cardíaca prévia![9]! O stress emocional e físico grave conduz a uma forma de disfunção cardíaca conhecida como síndrome de Takotsubo em algumas pessoas![10]! O stress, no entanto, desempenha um papel relativamente menor na hipertensão.[11]! As terapias de relaxamento específicas não têm benefícios claros![12]![13]!

A maioria das diretrizes recomenda a combinação de estratégias preventivas. Uma revisão da Cochrane de 2015 encontrou algumas evidências de que as intervenções destinadas a reduzir mais de um fator de risco cardiovascular podem ter efeitos favoráveis na pressão arterial, no índice de massa corporal e no perímetro da cintura; no entanto, as evidências eram limitadas e os autores não conseguiram tirar conclusões definitivas sobre os efeitos nos eventos cardiovasculares e na mortalidade![14]! Para os adultos sem um diagnóstico conhecido de hipertensão, diabetes, hiperlipidemia ou doença cardiovascular, o aconselhamento de rotina para os aconselhar a melhorar a sua dieta e a aumentar a sua atividade física não alterou significativamente o comportamento, pelo que não é recomendado.^[151] Outra revisão da Cochrane sugeriu que o simples facto de fornecer às pessoas uma pontuação de risco de doença cardiovascular pode reduzir os factores de risco de doença cardiovascular numa pequena quantidade em comparação com os cuidados habituais.[16] No entanto, havia alguma incerteza quanto ao facto de o fornecimento destas pontuações ter algum efeito nos eventos de doença cardiovascular. Não é claro se os cuidados dentários em pessoas com periodontite afectam ou não o seu risco de doença cardiovascular.

## DIETA

Uma dieta rica em frutas e legumes diminui o risco de doença cardiovascular e de morte.[181] As evidências sugerem que a dieta mediterrânica pode melhorar os resultados cardiovasculares.[191] Existem também evidências de que uma dieta mediterrânica pode ser mais eficaz do que uma dieta com baixo teor de gordura na introdução de alterações a longo prazo nos factores de risco cardiovascular (por exemplo, redução do nível de colesterol e da pressão arterial), [(1101)] A dieta DASH (rica em frutos secos, peixe, frutas e legumes e pobre em doces, carne vermelha e gordura) demonstrou reduzir a pressão arterial,[1151] diminuir o colesterol total e o colesterol das lipoproteínas de baixa densidade^[111] e melhorar a síndrome metabólica;[1131] mas os benefícios a longo prazo fora do contexto de um ensaio clínico têm sido questionados.^[141] Uma dieta rica em fibras parece diminuir o risco.[151]

A ingestão total de gorduras não parece ser um fator de risco importante.[161[171] No entanto, uma dieta rica em ácidos gordos trans aumenta as taxas de doenças cardiovasculares.[111[181 Em todo o mundo, as orientações dietéticas recomendam uma redução das gorduras saturadas.[119] No entanto, a literatura médica levanta algumas questões sobre o efeito das gorduras saturadas nas doenças cardiovasculares.[11111121] As revisões de 2014 e 2015 não encontraram provas de que as gorduras saturadas sejam prejudiciais.[181[201] Uma revisão da Cochrane de 2012 encontrou evidências sugestivas de um pequeno benefício da substituição da gordura saturada na dieta por gordura insaturada.[11] Uma meta-análise de 2013 conclui que a substituição por ácido linoleico ómega 6 (um tipo de gordura insaturada) pode aumentar o risco cardiovascular.[1'11] A substituição de gorduras saturadas por hidratos de carbono não altera ou pode aumentar o risco.[12][13] Os benefícios da substituição por gorduras polinsaturadas parecem ser maiores)[13111'11] No entanto, a suplementação com ácidos gordos ómega 3 (um tipo de gordura polinsaturada) não parece ter efeito)[121]

O efeito de uma dieta pobre em sal não é claro. Uma revisão da Cochrane concluiu que qualquer benefício em pessoas com pressão arterial alta ou normal é pequeno, se existir)[161] Além disso, a revisão sugeriu que uma dieta pobre em sal pode ser prejudicial em pessoas com insuficiência cardíaca congestiva)[1261] No entanto, a revisão foi criticada em particular por não excluir um ensaio em insuficiência cardíaca em que as pessoas tinham níveis baixos de sal e água devido a diuréticos)[121] Quando este estudo é deixado de fora, Quando este estudo é excluído, os restantes ensaios mostram uma tendência benéfica)[17][18] Outra revisão do sal alimentar concluiu que existem fortes provas de que a ingestão elevada de sal alimentar aumenta a pressão arterial e agrava a hipertensão, e que aumenta o número de eventos de doenças cardiovasculares; tanto em resultado do aumento da pressão arterial como, muito provavelmente, através de outros mecanismos)[911101] Foram encontradas provas moderadas de que a ingestão elevada de sal aumenta a mortalidade cardiovascular; e foram encontradas algumas provas de um aumento da mortalidade geral, acidentes vasculares cerebrais e hipertrofia ventricular esquerda)[191]

## MEDICAMENTOS

A medicação para a tensão arterial reduz as doenças cardiovasculares em pessoas em risco)[9] independentemente da idade)[11] do nível basal de risco cardiovascular)[1321] ou da tensão arterial basal)[131] Os regimes medicamentosos habitualmente utilizados têm uma eficácia semelhante na redução do risco de todos os eventos cardiovasculares importantes, embora possa haver diferenças entre os medicamentos na sua capacidade de prevenir resultados específicos.[131] Maiores reduções da pressão arterial produzem maiores reduções do risco, [141] e a maioria das pessoas com pressão arterial elevada necessita de mais do que um fármaco para conseguir uma redução adequada da pressão arterial [15].

As estatinas são eficazes na prevenção de novas doenças cardiovasculares em pessoas com antecedentes de doença cardiovascular![16] Como a taxa de eventos é mais elevada nos homens do que nas mulheres, a diminuição dos eventos é mais facilmente observada nos homens do que nas mulheres.,[16]! Nas pessoas em risco, mas sem antecedentes de doença cardiovascular (prevenção primária), as estatinas diminuem o risco de morte e de doença cardiovascular combinada fatal e não fatal![17] Uma diretriz dos Estados Unidos recomenda estatinas para quem tem um risco de doença cardiovascular igual ou superior a 12% nos próximos dez anos![18] A niacina, os fibratos e os inibidores da CETP, embora possam aumentar o colesterol HDL, não afectam o risco de doença cardiovascular nas pessoas que já tomam estatinas![19]

A medicação anti-diabética pode reduzir o risco cardiovascular em pessoas com diabetes tipo 2, embora as provas não sejam conclusivas.[110] Uma meta-análise realizada em 2009, que incluiu 27 049 participantes e 2 370 eventos vasculares importantes, mostrou uma redução de 15% do risco relativo de doença cardiovascular com uma redução mais intensiva da glucose durante um período médio de acompanhamento de 4,4 anos, mas um risco acrescido de hipoglicemia importante )[111]

Verificou-se que a aspirina tem apenas um benefício modesto nas pessoas com baixo risco de doença cardíaca, uma vez que o risco de hemorragia grave é quase igual ao benefício no que diz respeito a problemas cardiovasculares)[12] Nas pessoas com um risco muito baixo, não é recomendada)[14] A United States Preventive Services Task Force recomenda contra a utilização de aspirina para prevenção em mulheres com menos de 55 anos e homens com menos de 45 anos; no entanto, nas pessoas mais velhas, é recomendada em alguns indivíduos)[14]

A utilização de agentes vasoactivos em pessoas com hipertensão pulmonar com doença cardíaca esquerda ou doenças pulmonares hipoxémicas pode causar danos e despesas desnecessárias)[15]

## ACTIVIDADE FÍSICA

Uma revisão sistemática estimou que a inatividade é responsável por 6% do peso da doença coronária a nível mundial.[16] Os autores estimaram que 121 000 mortes por doença coronária poderiam ter sido evitadas na Europa em 2008, se a inatividade física tivesse sido eliminada. Uma revisão Cochrane encontrou algumas provas de que o ioga tem efeitos favoráveis sobre a tensão arterial e o colesterol, mas os estudos incluídos nesta revisão eram de baixa qualidade·

## SUPLEMENTOS ALIMENTARES

Embora uma dieta saudável seja benéfica, o efeito da suplementação de antioxidantes (vitamina E, vitamina C, etc.) ou de vitaminas não demonstrou proteger contra as doenças cardiovasculares e, nalguns casos, pode ser prejudicial)(18][19]).Os suplementos minerais também não foram considerados úteis)[101] A niacina, um tipo de vitamina B3, pode ser uma exceção, com uma modesta diminuição do risco de eventos cardiovasculares em pessoas de alto risco)[11][12] A suplementação com magnésio reduz a pressão arterial elevada de uma forma dependente da dose)[131] A terapia com magnésio é recomendada para pessoas com arritmia ventricular associada a torsades de pointes que apresentam síndrome do QT longo, bem como para o tratamento de pessoas com arritmias induzidas por intoxicação por digoxina)[141] Não há provas que apoiem a suplementação com ácidos gordos ómega 3.![151]

## GESTÃO

A gripe pode aumentar a probabilidade de ataques cardíacos e acidentes vasculares cerebrais e, por conseguinte, a vacinação contra a gripe pode diminuir a probabilidade de eventos cardiovasculares e morte em pessoas com doença cardíaca![16]!

O controlo adequado das DCV exige um enfoque nos casos de enfarte do miocárdio e de acidente vascular cerebral (AVC) devido à sua elevada taxa de mortalidade combinada, tendo em conta a relação custo-eficácia de qualquer intervenção, especialmente nos países em desenvolvimento com níveis de rendimento baixos ou médios![7]! No que diz respeito ao enfarte do miocárdio, as estratégias que utilizam aspirina, atenolol, estreptoquinase ou ativador do plasminogénio tecidular foram comparadas em termos de anos de vida ajustados pela qualidade (QALY) em regiões de baixo e médio rendimento. Os custos de um único QALY para a aspirina, atenolol, estreptoquinase e t-PA foram de 25 dólares, 630 a 730 dólares e 16 000 dólares, respetivamente. A aspirina, os inibidores da ECA, os beta-bloqueadores e as estatinas utilizados em conjunto para a prevenção secundária de DCV nas mesmas regiões apresentaram custos de um QALY único de 300-400 dólares.

As doenças cardiovasculares são a principal causa de morte em todo o mundo e em todas as regiões, exceto em África[117]! Em 2008, 30% de todas as mortes a nível mundial foram atribuídas a doenças cardiovasculares. As mortes causadas por doenças cardiovasculares são também mais elevadas nos países de baixo e médio rendimento, uma vez que mais de 80% de todas as mortes globais causadas por doenças cardiovasculares ocorreram nesses países. Estima-se também que, até 2030, mais de 23 milhões de pessoas morrerão anualmente de doenças cardiovasculares.

Estima-se que 60% do fardo mundial das doenças cardiovasculares ocorrerá no subcontinente do Sul da Ásia, apesar de representar apenas 20% da população mundial. Esta situação pode ser secundária a uma combinação de predisposição genética e factores ambientais. Organizações como a Indian Heart Association (Associação Indiana do Coração) estão a trabalhar com a World Heart Federation (Federação Mundial do Coração) para aumentar a sensibilização para esta questão[18]!

## INVESTIGAÇÃO

Existem provas de que as doenças cardiovasculares existiam na pré-história,![19]! e a investigação sobre as doenças cardiovasculares data, pelo menos, do século XVIII![10]! As causas, a prevenção e/ou o tratamento de todas as formas de doença cardiovascular continuam a ser campos activos de investigação biomédica, com centenas de estudos científicos publicados semanalmente.

Áreas recentes de investigação incluem a ligação entre inflamação e aterosclerose![11]! o potencial para novas intervenções terapêuticas,![12]! e a genética da doença coronária![16]!

As doenças cardiovasculares incluem doenças que afectam as estruturas ou a função do coração, tais como

1) Doença das artérias coronárias (estreitamento das artérias)
2) Ataque cardíaco
3) Ritmos cardíacos anormais, ou arritmias
4) Insuficiência cardíaca
5) Doença das válvulas cardíacas
6) Doença cardíaca congénita
7) Doença do músculo cardíaco (cardiomiopatia)
8) Doença do pericárdio

9) Doença da aorta e síndroma de Marfan
10) Doença vascular (doença dos vasos sanguíneos)

É a principal causa de morte nos EUA. É importante conhecer o seu coração para ajudar a preveni-lo. Se tiver a doença, pode viver uma vida mais saudável e ativa aprendendo sobre a sua doença e cuidando de si.

## RITMOS CARDÍACOS ANORMAIS

O coração é um órgão extraordinário. Bate num ritmo constante e regular, cerca de 60 a 100 vezes por minuto. Isso é cerca de 100.000 vezes por dia. Por vezes, o coração fica fora de ritmo. Um batimento cardíaco irregular ou anormal é chamado de arritmia. Uma arritmia (também chamada de disritmia) pode produzir um batimento cardíaco irregular, ou um batimento muito lento ou muito rápido.

## DOENÇA ARTERIAL CORONÁRIA

Poderá ouvir chamar-lhe DAC. Trata-se do endurecimento das artérias que fornecem oxigénio e nutrientes vitais ao coração. Este endurecimento também pode ser designado por aterosclerose.

O termo pode ser assustador. Não significa que o coração tenha "falhado" ou deixado de funcionar. Significa que o coração não está a bombear tão bem como deveria. Isto faz com que retenha sal e água, o que provoca inchaço e falta de ar.

A insuficiência cardíaca é um grave problema de saúde nos EUA, afectando mais de 6,5 milhões de americanos. É a principal causa de hospitalização em pessoas com mais de 65 anos.

Prevê-se que o número de pessoas diagnosticadas com insuficiência cardíaca aumente 46% até 2030, de acordo com a American Heart Association.

As válvulas situam-se à saída de cada uma das quatro câmaras cardíacas. Elas mantêm o fluxo sanguíneo unidirecional através do coração.

Exemplos de problemas nas válvulas cardíacas incluem:

**Prolapso da válvula mitral:** A válvula entre a câmara superior esquerda e a câmara inferior esquerda não fecha corretamente.

**Estenose aórtica:** A válvula aórtica estreita-se. Afecta o fluxo sanguíneo do coração para o resto do corpo.

**Insuficiência da válvula mitral:** A válvula mitral não fecha com força suficiente. Isto faz com que o sangue vaze para trás, levando ao acúmulo de líquido nos pulmões.

## DOENÇA CARDÍACA CONGÉNITA

Trata-se de um defeito numa ou mais estruturas do coração ou dos vasos sanguíneos. Ocorre antes do nascimento.

Cerca de oito em cada 1000 crianças apanham-na. Podem apresentar sintomas à nascença, durante a infância e, por vezes, só na idade adulta.

Na maioria dos casos, os cientistas não sabem porque é que isso acontece. A hereditariedade pode ter um papel importante. A exposição do feto durante a gravidez a infecções virais, álcool ou drogas também pode.

### Cardiomiopatias

Isto abrange as doenças do músculo cardíaco. As pessoas com estas doenças - por vezes designadas por coração dilatado - têm um coração anormalmente grande, espesso ou rígido. Como resultado, o coração não consegue bombear o sangue tão bem. Sem tratamento, estas doenças agravam-se com o tempo. Muitas vezes, conduzem a insuficiência cardíaca e a ritmos cardíacos anormais.

**Cardiomiopatia:** pode ser genética ou causada por tensão arterial elevada, diabetes, obesidade, doenças metabólicas ou infecções.

### Pericardite:

Uma doença rara em que o revestimento que envolve o coração fica inflamado. Muitas vezes, a causa é uma infeção.

## DOENÇA DA AORTA E SÍNDROME DE MARFAN

A aorta é a grande artéria que sai do coração e fornece sangue rico em oxigénio ao resto do corpo. Estas duas coisas podem fazer com que a aorta se alargue ou rasgue. Isto aumenta as probabilidades de ocorrerem coisas como:

1) Aterosclerose (endurecimento das artérias)
2) Tensão arterial elevada
3) Doenças genéticas como a síndrome de Marfan e a síndrome de Turner
4) Doenças do tecido conjuntivo que afectam a resistência das paredes dos vasos sanguíneos, como a esclerodermia, a osteogénese imperfeita e a doença renal policística

5) Lesões

As pessoas com doença da aorta devem ser tratadas por uma equipa experiente de especialistas cardiovasculares e cirurgiões.

**OUTRAS DOENÇAS VASCULARES**

O sistema circulatório é constituído pelos vasos que transportam o sangue para todas as partes do corpo.

A doença vascular inclui qualquer condição que afecte o sistema circulatório. Estas incluem doenças das artérias e do fluxo sanguíneo para o cérebro.

A doença cardiovascular (DCV) é um termo geral para as doenças que afectam o coração ou os vasos sanguíneos.

Está normalmente associada a uma acumulação de depósitos de gordura no interior das artérias - conhecida como aterosclerose - e a um risco acrescido de coágulos sanguíneos. Pode também estar associada a danos nas artérias de órgãos como o cérebro, o coração, os rins e os olhos.

As doenças cardiovasculares são uma das principais causas de morte e incapacidade no Reino Unido, mas podem, em grande parte, ser evitadas com um estilo de vida saudável.

**TIPOS DE CVD**

Existem muitos tipos diferentes de DCV. Quatro dos principais tipos são descritos a seguir.

**DOENÇA CORONÁRIA**

A doença cardíaca coronária ocorre quando o fluxo de sangue rico em oxigénio para o músculo cardíaco é bloqueado ou reduzido.

Isto aumenta a pressão sobre o coração e pode levar a:

1) angina - dor no peito causada pela restrição do fluxo sanguíneo para o músculo cardíaco
2) ataques cardíacos - quando o fluxo sanguíneo para o músculo cardíaco é subitamente bloqueado
3) insuficiência cardíaca - quando o coração é incapaz de bombear corretamente o sangue para o

corpo

## GOLPES E TIAS

Um acidente vascular cerebral (AVC) consiste na interrupção do fornecimento de sangue a uma parte do cérebro, o que pode causar danos cerebrais e, eventualmente, a morte.

Um ataque isquémico transitório (também designado por AIT ou "mini-AVC") é semelhante, mas o fluxo sanguíneo para o cérebro é apenas temporariamente interrompido.

Os sintomas de um AVC ou AIT podem ser recordados com a palavra FAST, que significa "rápido":

1) Face - a face pode ter caído de um lado, a pessoa pode não conseguir sorrir, ou a boca ou os olhos podem ter caído.
2) Braços - a pessoa pode não ser capaz de levantar os dois braços e de os manter na posição devido a fraqueza ou dormência num dos braços.
3) Fala - a fala pode ser arrastada ou distorcida, ou pode não ser capaz de falar de todo.
4) Tempo - é altura de ligar imediatamente para o 999 se vir algum destes sinais ou sintomas.

## DOENÇA ARTERIAL PERIFÉRICA

A doença arterial periférica ocorre quando há um bloqueio nas artérias dos membros - normalmente as pernas.

Isto pode causar:

1) dor nas pernas, que é mais intensa ao caminhar e melhora com o repouso
2) queda de pêlos nas pernas e nos pés
3) dormência ou fraqueza nas pernas
4) úlceras persistentes (feridas abertas) nos pés e nas pernas

### Doença da aorta

As doenças da aorta são um grupo de doenças que afectam a aorta. Esta é o maior vaso sanguíneo do corpo, que transporta o sangue do coração para o resto do corpo.

Uma das doenças mais comuns da aorta é um aneurisma da aorta, em que a aorta fica enfraquecida e se projecta para fora. Normalmente, não apresenta quaisquer sintomas, mas existe a possibilidade de rebentar e causar uma hemorragia potencialmente fatal.

**Causas da doença cardiovascular**

A causa exacta da doença cardiovascular não é clara, mas há muitas coisas que podem aumentar o risco de a contrair. São os chamados "factores de risco".

Quanto mais factores de risco tiver, maiores são as suas probabilidades de desenvolver DCV.

Se tiver mais de 40 anos, será convidado pelo seu médico de família para um exame de saúde do Serviço Nacional de Saúde (NHS Health Check) de cinco em cinco anos. Parte deste exame consiste em avaliar o seu risco individual de DCV e aconselhá-lo sobre a forma de o reduzir, se necessário.

Os principais factores de risco de DCV são descritos a seguir.

**Tensão arterial elevada**

A tensão arterial elevada (hipertensão) é um dos factores de risco mais importantes para as doenças cardiovasculares. Se a tensão arterial for demasiado elevada, pode danificar os vasos sanguíneos.

**Fumar**

O tabagismo e outros consumos de tabaco são também um fator de risco significativo para a DCV. As substâncias nocivas do tabaco podem danificar e estreitar os vasos sanguíneos.

**Colesterol elevado**

O colesterol é uma substância gordurosa que se encontra no sangue. Se tiver colesterol elevado, pode causar o estreitamento dos vasos sanguíneos e aumentar o risco de desenvolver um coágulo sanguíneo.

**Diabetes**

A diabetes é uma doença que dura toda a vida e que faz com que o nível de açúcar no sangue se torne demasiado elevado. Os níveis elevados de açúcar no sangue podem danificar os vasos sanguíneos, tornando-os mais susceptíveis de se estreitarem.

Muitas pessoas com diabetes tipo 2 também têm excesso de peso ou são obesas, o que também é um fator de risco para as doenças cardiovasculares.

**Inatividade**

Se não fizer exercício regularmente, é mais provável que tenha tensão arterial elevada, níveis de colesterol elevados e excesso de peso. Todos estes são factores de risco para as doenças cardiovasculares.

A prática regular de exercício físico ajuda a manter o coração saudável. Quando combinado com uma dieta saudável, o exercício também o pode ajudar a manter um peso saudável.

**Ter excesso de peso ou ser obeso**

O excesso de peso ou a obesidade aumentam o risco de desenvolver diabetes e hipertensão arterial, que são factores de risco para as doenças cardiovasculares.

O risco de DCV é maior se

1) o seu índice de massa corporal (IMC) é igual ou superior a 25 - utilize a calculadora de peso saudável do IMC para calcular o seu IMC
2) é um homem com uma cintura de 94 cm (cerca de 37 polegadas) ou mais, ou uma mulher com uma cintura de 80 cm (cerca de 31,5 polegadas) ou mais

**História familiar de DCV**

Se tiver uma história familiar de DCV, o seu risco de a desenvolver também aumenta.

Considera-se que tem um historial familiar de DCV se

1) o seu pai ou irmão foi diagnosticado com DCV antes dos 55 anos
2) a sua mãe ou irmã foram diagnosticadas com DCV antes dos 65 anos

Informe o seu médico ou enfermeiro se tem um historial familiar de DCV. O médico pode sugerir que verifique a sua tensão arterial e o seu nível de colesterol.

**Origem étnica**

No Reino Unido, as doenças cardiovasculares são mais comuns nas pessoas de origem sul-asiática e africana ou caribenha.

Isto deve-se ao facto de as pessoas destas origens terem maior probabilidade de apresentar outros factores de risco de DCV, como a hipertensão arterial ou a diabetes tipo 2.

Outros factores de risco

Outros factores que afectam o risco de desenvolver DCV incluem

1) idade - a DCV é mais comum em pessoas com mais de 50 anos e o risco de a desenvolver aumenta com a idade
2) género - os homens têm maior probabilidade de desenvolver DCV numa idade mais precoce do que as mulheres
3) dieta - uma dieta pouco saudável pode levar a um aumento do colesterol e da pressão arterial
4) álcool - o consumo excessivo de álcool pode também aumentar os níveis de colesterol e de tensão arterial e contribuir para o aumento de peso

**Prevenção das doenças cardiovasculares**

Um estilo de vida saudável pode reduzir o risco de DCV. Se já tem DCV, manter-se o mais saudável possível pode reduzir as hipóteses de agravamento da doença.

As formas de reduzir o risco de DCV são descritas a seguir.

**Deixar de fumar**

Se fuma, deve tentar deixar de fumar o mais rapidamente possível. O sítio Web do NHS Smokefree pode fornecer informações, apoio e conselhos para o ajudar.

O seu médico de clínica geral também o pode aconselhar e apoiar, podendo também receitar-lhe medicamentos para o ajudar a deixar de fumar.

**Ter uma alimentação equilibrada**

Uma dieta saudável e equilibrada é recomendada para um coração saudável.

Uma dieta equilibrada inclui:

1) baixos níveis de gordura saturada (encontrada em alimentos como cortes de carne gordos, banha de porco, natas, bolos e biscoitos) - tente incluir fontes de gordura mais saudáveis, como peixe gordo, nozes e sementes e azeite
2) níveis baixos de sal - o objetivo é menos de 6g (0,2 oz ou uma colher de chá) por dia
3) baixos níveis de açúcar
4) muita fibra e alimentos integrais
5) muita fruta e legumes - comer pelo menos cinco porções de fruta e legumes por dia

**Exercício físico regular**

Os adultos são aconselhados a praticar pelo menos 150 minutos de atividade aeróbica moderada por semana, como andar de bicicleta ou caminhar rapidamente.

Se tiver dificuldade em fazê-lo, comece num nível com o qual se sinta confortável e aumente gradualmente a duração e a intensidade da sua atividade à medida que melhora a sua condição física.

Visite o seu médico de família para fazer um exame de saúde se nunca fez exercício antes ou se está a voltar a fazer exercício após uma longa interrupção.

**Manter um peso saudável**

Se tem excesso de peso ou é obeso, uma combinação de exercício físico regular e uma dieta saudável pode ajudá-lo a perder peso. O objetivo é manter o seu IMC abaixo de 25.

Se está a lutar para perder peso, o seu médico de clínica geral ou enfermeiro pode ajudá-lo a elaborar um plano de perda de peso e recomendar serviços na sua área.

**Reduzir o consumo de álcool**

Se bebe álcool, tente não exceder o limite recomendado de 14 unidades de álcool por semana para homens e mulheres. Se beber esta quantidade, deve tentar repartir o seu consumo por três dias ou mais.

Uma unidade de álcool equivale aproximadamente a meio litro de cerveja de força normal ou a uma medida simples (25 ml) de bebidas espirituosas. Um copo pequeno de vinho (125 ml) equivale a cerca de 1,5 unidades.

O seu médico de família pode dar-lhe ajuda e aconselhamento se tiver dificuldade em reduzir o consumo de álcool. Obtenha algumas dicas sobre como reduzir o consumo de álcool.

**Medicamentos**

Se tiver um risco particularmente elevado de desenvolver DCV, o seu médico de família pode recomendar a toma de medicação para reduzir esse risco.

Os medicamentos que podem ser recomendados incluem estatinas para baixar os níveis de colesterol no sangue, uma dose baixa de aspirina para prevenir coágulos sanguíneos e comprimidos para reduzir a tensão arterial.

Ao longo do último século, um dos principais objectivos da investigação biomédica tem sido correlacionar o genótipo com o fenótipo, ou seja, identificar os genes específicos e as variantes da sequência de ADN responsáveis pela variação das caraterísticas nos seres humanos. Qual é a principal razão para perseguir este objetivo? A variação genética que ocorre naturalmente tem o potencial único de revelar mecanismos biológicos causais nos seres humanos. Isto é particularmente importante porque algumas doenças, como o enfarte do miocárdio (MI), são mal modeladas em espécies não humanas.

Para além das disparidades regionais e socioeconómicas, existem também diferenças na prevalência e incidência das DCV em função do sexo, como mostra o seguinte quadro do relatório sobre a saúde no mundo (2002).

| Types of CVD | MALE (000) | % | FEMALE (000) | % |
|---|---|---|---|---|
| **Rheumatic heart disease** | 140 | 0.5 | 197 | 0.7 |
| **Hypertensive heart disease** | 397 | 1.3 | 477 | 1.8 |
| **Ischaemic heart disease** | 37561 | 12.7 | 3425 | 12.7 |
| **Cerebrovascular disease** | 2499 | 8.4 | 2956 | 11.0 |
| **Inflammatory heart disease** | 192 | 0.6 | 183 | 0.7 |

Papel dos genes nas doenças cardiovasculares

## 1. PREDISPOSIÇÃO GENÉTICA DIRECTA

A predisposição genética resulta de uma mutação genética que altera a função biológica expressa pelo(s) gene(s) original(ais) e aumenta o risco individual de doença. Estas mutações são vulgarmente conhecidas como polimorfismo, tendo já sido identificados vários biomarcadores de polimorfismo e de ligação diretamente correlacionados com o aparecimento de DCV e outros continuam a ser localizados pelos cientistas todos os dias.

Um artigo de revisão sobre a hipertensão e a unidade de reabilitação da Universidade de Lovaina, na Bélgica, discute o polimorfismo-chave que está a ser analisado como um dos principais intervenientes no aparecimento de DCV. A investigação atual tem sido dominada pelas diferenças genéticas que envolvem o sistema renina-angiotensina, que se acredita serem responsáveis pelo desenvolvimento de DCV. O sistema renina-angitensina monitoriza o fluxo sanguíneo, a pressão arterial e a atividade cardiovascular básica. Em particular, o polimorfismo M235T do gene do recetor do tipo 1 da angiotensina II está provavelmente correlacionado com a hipertensão e, através de uma interação epistática com o polimorfismo D/I do gene da enzima conversora da angiotensina, possivelmente também com a doença coronária.

## 2. PREDISPOSIÇÃO GENÉTICA INDIRECTA

Para além dos polimorfismos que aumentam diretamente o risco de aparecimento de DCV, existem numerosos genes que aumentam indiretamente o risco de desenvolvimento de DCV. Estas predisposições indirectas assumem, por vezes, a forma de genes que predispõem a comportamentos pouco saudáveis, como o consumo de álcool - comportamentos conducentes ao desenvolvimento de DCV.

Os investigadores debruçaram-se recentemente sobre os genes que predispõem um indivíduo ao hábito de fumar. Foi demonstrada a correlação entre a genética e a tendência para consumir tabaco. Os indivíduos predispostos têm dificuldade em abandonar o hábito de fumar e tendem a ser fumadores de longa data. Ao mesmo tempo, foram encontrados polimorfismos nos genes envolvidos no metabolismo da nicotina e que codificam os receptores de fpr. Pensa-se que estes polimorfismos contribuem para a dependência. Esta é uma forte evidência de que certos genes predispõem os indivíduos a certas tendências psicológicas e físicas que podem contribuir indiretamente para o desenvolvimento de DCV.

Os genes podem também predispor indiretamente um indivíduo para a DCV através de polimorfismos que predispõem um indivíduo para outra doença. A diabetes, por exemplo, aumenta significativamente o risco de DCV devido ao seu impacto nos rins, nos vasos sanguíneos e no sistema renina-angiotensina. A diabetes, por si só, é uma doença em que a predisposição genética foi amplamente reconhecida.

A correlação genótipo-fenótipo pode ser complexa nas doenças monogénicas

Embora haja casos em que as mutações de um único gene conduzam a associações genótipo-fenótipo simples, existem também outras relações mais complexas. Esta complexidade pode resultar de três fenómenos genéticos distintos: pleiotropia, penetrância e expressividade. Por vezes, as mutações num único gene podem influenciar múltiplos traços fenotípicos (i.e., pleiotropia). Em 1995, Wang, Keating e colegas identificaram a subunidade alfa do canal de sódio controlado por voltagem do tipo V (SCN5A) como a causa da síndrome hereditária do QT longo tipo 3 (Wang et al., 1995). Desde então, foi demonstrado que mutações no mesmo gene causam a síndrome de Brugada (elevação do segmento ST no precórdio direito e aumento do risco de arritmias ventriculares), doença do sistema de condução cardíaco e cardiomiopatia dilatada (Chen et al., 1998; McNair et al., 2004; Schott et al., 1999). Esta gama de fenótipos de doença pode refletir a funcionalidade subjacente do canal.

Entre os portadores de uma mutação mendeliana numa determinada família, alguns podem apresentar a doença e outros não. A penetrância refere-se à proporção de indivíduos com um determinado genótipo que apresentam o fenótipo associado ao genótipo. Em muitas doenças cardiovasculares mendelianas herdadas de forma autossómica dominante, há provas de penetrância incompleta. Por exemplo, Hobbs e colegas relataram que, numa linhagem com hipercolesterolemia familiar devida a uma mutação pontual no LDLR, apenas 12 dos 18 heterozigotos tinham colesterol LDL elevado (percentil >95), enquanto alguns dos restantes 6 tinham colesterol LDL tão baixo como o percentil 28 para a população (Hobbs et al., 1989). A ausência de um fenótipo de colesterol elevado com o mesmo genótipo pode dever-se a genes modificadores ou a influências ambientais.

Os indivíduos com o mesmo genótipo mendeliano podem também apresentar diferentes graus do mesmo fenótipo. A expressividade é o grau em que a expressão da caraterística difere entre indivíduos. A síndrome de Marfan é uma doença mendeliana multissistémica que pode incluir uma série de sinais e sintomas que envolvem o sistema esquelético (pectus excavatum, aumento do rácio entre a envergadura do braço e a altura, alterações craniofaciais), o sistema ocular (deslocamento da lente do olho, córnea plana) e o sistema cardiovascular (aneurisma da aorta, dissecção da aorta ascendente, prolapso da válvula mitral), entre outros (Canadas et al., 2010). Dietz e colaboradores identificaram mutações no gene FBN1, que codifica a proteína da matriz extracelular fibrilina 1, como responsáveis pela síndrome de Marfan (Dietz et al., 1991). Quando uma mutação específica no gene da fibrilina 1 (FBN1) causa a síndrome de Marfan numa família, os portadores da mesma mutação podem apresentar manifestações clínicas variáveis

**Estudos de ligação**

A DCV pode agregar-se nas famílias. Estudos de gémeos e de famílias demonstraram que a DCV se agrega nas famílias, na verdade, uma história familiar de início precoce de DCV tem sido considerada um fator de risco para a doença e contribui para aumentar o risco independentemente dos factores de risco bem conhecidos.

As variantes genéticas que predispõem à DCV vão desde mutações raras e deletérias responsáveis por doenças mendelianas, como a hipercolesterolemia familiar, até polimorfismos comuns que modulam a predisposição para doenças complexas com um efeito fraco a nível individual. Os estudos de ligação, que exigem o registo de famílias com vários membros afectados portadores do fenótipo de interesse ao longo de diferentes gerações, são realizados utilizando marcadores de ADN em todo o genoma, a fim de identificar genes relacionados com a DCV. A estratégia utiliza marcadores genéticos e testa se determinados alelos são transmitidos com a doença numa frequência superior à esperada. A vantagem dos estudos de ligação está relacionada com a disponibilidade de famílias fenotipicamente bem caracterizadas, incluindo um número suficientemente grande de indivíduos informativos. A utilidade da análise de ligação reside na identificação de novos genes para a doença coronária (CHD) e para o AVC, como demonstrado por Helgadottir A et al. Além disso, foram efectuados estudos de ligação ao nível do genoma que avaliam marcadores quantitativos da aterosclerose, tais como os níveis de cálcio na artéria coronária, a espessura da íntima-média da carótida e o índice tornozelo-braquial, mas ainda não foram identificados genes candidatos. Foram comunicados vários estudos de ligação ao nível do genoma relativos ao enfarte do miocárdio e à doença arterial coronária. O British Heart Foundation Family Heart Study , um grande estudo realizado em 4.175 indivíduos com CHD de 1.933 famílias recrutadas em todo o Reino Unido, não obteve uma pontuação LOD estatisticamente significativa, apesar do grande tamanho da amostra. De igual modo, foi encontrada uma pontuação LOD de 2,70 para a DAC em 1698 famílias com idade de início igual ou inferior a 56 anos e para o enfarte do miocárdio (pontuação LOD 2,1) em 801 famílias com idade de início igual ou inferior a 59 anos. Os dados relativos ao locus genómico para a DAC foram replicados por Farrall M et al. através da realização de uma análise de ligação em duas amostras independentes de brancos europeus, e encontraram provas de replicação para um locus no cromossoma 17 (a 69cM).

**Estudos de associação**

Uma vez que as doenças complexas não seguem um padrão claro de hereditariedade mendeliana, os polimorfismos em genes candidatos podem ser testados para determinar se estão associados à doença através de estudos de associação. Esta abordagem utiliza uma conceção de caso-controlo, que compara frequências alélicas em casos e controlos não relacionados, a fim de avaliar a contribuição das variantes genéticas para o fenótipo (15). A análise de associação, que utiliza polimorfismos de ADN, é uma ferramenta epidemiológica que pode ajudar a identificar a base genética de caraterísticas humanas, como a predisposição para doenças, a resposta a medicamentos e o envelhecimento. A principal vantagem desta abordagem reside na sua simplicidade e flexibilidade, permitindo facilmente a investigação de interações gene-gene e gene-ambiente que constituem o substrato subjacente a caraterísticas complexas. Por outro lado, várias desvantagens podem afetar a força dos resultados. Em particular, para obter resultados estatisticamente sólidos, é necessário utilizar grandes amostras e um limiar rigoroso de significância estatística. Além disso, a replicação da associação entre polimorfismos comuns e doença é crucial para validar os resultados; a replicação pode ser obtida excluindo populações potencialmente confundidoras e genotipando marcadores "neutros" em todo o genoma, e dividindo as populações de estudo num grupo de "teste" e num grupo de "validação". Finalmente, a estratificação deve ser evitada.

Os diferentes marcadores genéticos consistem em sequências de ADN localizadas em genes que codificam componentes envolvidos na fisiopatologia das doenças, tendo sido realizado um grande número de estudos de associação de genes candidatos para a DCV. Foram efectuadas meta-análises para polimorfismos num grande número de estudos independentes e os resultados não foram homogéneos entre os estudos, com uma associação fraca para estes polimorfismos comuns. Foram investigados genes candidatos, tais como genes envolvidos no metabolismo dos lípidos (APOE), proteínas fibrinolíticas, enzima conversora da angiotensina (ECA) e metabolismo da homocisteína (MTHFR). Embora as meta-análises de estudos genéticos sejam úteis para fornecer a medida dos estudos de associação, não ponderam completamente as diferenças na heterogeneidade do fenótipo, nem na medição dos factores ambientais, que podem influenciar o risco-doença em indivíduos com a mesma suscetibilidade genética.

**Estudos de associação de todo o genoma**

Recentemente, estão disponíveis cada vez mais painéis de polimorfismos comuns ao nível do genoma (polimorfismos de nucleótido único, SNP), proporcionando assim um recurso poderoso de marcadores genéticos utilizados para procurar a suscetibilidade a doenças comuns através de plataformas de genotipagem construídas com SNP que abrangem todo o genoma ou uma região específica de interesse e que permitem uma procura sistemática de componentes hereditários. Vários loci genéticos, individualmente e em conjunto, afectam o risco de desenvolvimento de doenças cardiovasculares. Os dados do estudo de associação de todo o genoma para a aterosclerose subclínica no Framingham Heart Study , baseado na comunidade, ao avaliar mais de 100 000 SNP genotipados em 1345 indivíduos de 310 famílias, geraram hipóteses relativamente à associação entre vários SNP e fenótipos de aterosclerose subclínica em múltiplos leitos arteriais. Devido ao papel da obesidade como fator de risco para a DCV, dados relevantes da população da Sardenha, e replicados no estudo GenNet, mostraram três caraterísticas quantitativas relacionadas com a obesidade associadas a alterações no IMC, no perímetro da anca e no peso corporal, influenciando assim o risco de morbilidade relacionada com a obesidade. Um total de 1.087 membros da família do Framingham Heart Study foram submetidos a genotipagem com 66.543 SNPs para associação com diabetes incidente e seis caraterísticas quantitativas relacionadas com a diabetes, demonstrando associações promissoras de 25 SNPs . Curiosamente, um estudo de associação do genoma de base comunitária sobre os principais resultados das doenças cardiovasculares (enfarte do miocárdio, acidente vascular cerebral, morte por doença coronária, insuficiência cardíaca e fibrilhação auricular) realizado em 1345 participantes do Framingham Heart Study de 310 linhagens, não demonstrou qualquer associação significativa, mas sugeriu uma descoberta intrigante sobre o cromossoma 9p21 e as principais doenças cardiovasculares

**Farmacogenética**

As actuais áreas de interesse e investigação no domínio da genética das doenças cardiovasculares incluem a interação gene-ambiente, a farmacogenética e o aconselhamento genético.

As doenças complexas são influenciadas por múltiplos genes que interagem entre si e com o ambiente. Os estudos de intervenção, em que uma exposição ambiental é normalizada em todos os indivíduos, permitem identificar as interações gene-ambiente e fornecem provas para a transposição dos resultados para a prática clínica. Até à data, foi demonstrado que a resposta da pressão arterial a uma dieta pobre em sódio varia de acordo com os polimorfismos no sistema renina angiotensina, tal como sugerido pelos resultados do estudo DASH (Dietary approaches to Stop Hypertension), que demonstrou que o genótipo AGT-6AA estava associado a uma diminuição significativa da pressão arterial. Os resultados dos estudos que avaliaram a resposta à ingestão de gorduras alimentares e à atividade física demonstraram interações variáveis de acordo com os genótipos. A interação gene-ambiente pode mascarar a relevância da associação genética, mas pode fornecer ferramentas para a correção de factores modificáveis.

Registaram-se progressos no domínio da farmacogenética, em que a resposta a um medicamento é um fenótipo influenciado por componentes genéticos e não genéticos. Muitos polimorfismos comuns têm influência na eficácia e na toxicidade dos medicamentos e, por sua vez, na prática clínica, fornecendo um tratamento alternativo que, através da análise do genótipo, pode adaptar a estratégia de tratamento de forma mais eficaz do ponto de vista clínico ou económico do que o simples tratamento de todos. Avanços recentes identificaram variantes genéticas capazes de influenciar a ação dos medicamentos, como dois SNP no gene que codifica a 3-hidroxi-3-metilglutaril-coenzima A (HMG-CoA), a enzima alvo que é inibida pela pravastatina . Os indivíduos heterozigóticos para estas variantes genéticas podem sofrer reduções significativamente menores do colesterol quando tratados com pravastatina. Além disso, verificou-se que os portadores do polimorfismo gly460trp no gene que codifica a adução 1 (ADD1) e que tomam medicamentos diuréticos têm um menor risco de enfarte do miocárdio ou acidente vascular cerebral do que os indivíduos que utilizam outras terapêuticas anti-hipertensivas. No que diz respeito à hipertensão, outros estudos relataram interações entre os diuréticos e os polimorfismos no gene que codifica a óxido nítrico sintase endotelial (eNOS); em particular, o polimorfismo eNOSGlu298Asp contribuiu de forma estatisticamente significativa para prever a resposta da pressão arterial aos diuréticos. Por último, um estudo recente demonstra o papel do polimorfismo CYP2C19*2 na modulação da agregabilidade plaquetária e da reatividade plaquetária residual em doentes vasculares de alto risco em tratamento antiplaquetário duplo, fornecendo assim informações relevantes para a futura conceção de estratégias farmacogenéticas antiagregantes.

**Testes genéticos**

A procura e a caraterização de genes que predizem a suscetibilidade à DCV, melhorando assim a prevenção, o tratamento e a qualidade dos cuidados, representam objectivos de interesse, e os avanços na genética molecular estão a acrescentar testes genéticos às ferramentas de diagnóstico e de previsão disponíveis para a gestão da DCV. Um modelo útil de aplicação na prática de testes genéticos para doenças comuns é a identificação de polimorfismos comuns associados ao tromboembolismo venoso. Embora não exista um consenso universal sobre a utilização de testes genéticos, o American College of Medical Genetics e o College of the American Pathologists propuseram orientações sobre a utilidade dos testes genéticos para o fator V de Leiden e outras trombofilias. Atualmente, os testes genéticos não fazem parte dos actuais algoritmos de estratificação do risco de DCV, mas é provável que, no futuro, a genotipagem passe a fazer parte da prática clínica para avaliar a estratificação do risco de DCV. Cada célula tem um núcleo, que contém informação que o torna único. Esta informação são os seus genes. Cada um de nós tem entre 20.000 e 25.000 genes diferentes.

Os nossos genes tornam cada um de nós único. Eles afectam a nossa aparência e o funcionamento do nosso corpo. Herdamo-los dos nossos pais. As doenças cardíacas hereditárias são causadas por uma falha (ou mutação) num ou mais dos nossos genes. Se um dos seus pais tiver um gene defeituoso, há uma probabilidade de 50:50 de o herdar. Se o tiver, há também uma probabilidade de 50:50 de o transmitir a cada um dos seus filhos.

É possível ter um gene defeituoso que pode levar a uma doença cardíaca, mas nunca desenvolver quaisquer sinais ou sintomas da doença em si. Se isto acontecer, pode transmitir o gene defeituoso e não há forma de saber como pode afetar o seu filho, mesmo que ele herde o mesmo gene defeituoso. As doenças cardíacas hereditárias mais comuns são:

As cardiomiopatias, por exemplo:

1) Cardiomiopatia hipertrófica
2) Cardiomiopatia dilatada
3) Cardiomiopatia arritmogénica do ventrículo direito

Arritmias hereditárias (ritmos cardíacos anormais), por exemplo:

1) Síndrome do QT longo (SQTL)
2) Síndrome de Brugada
3) Taquicardia ventricular polimórfica catecolaminérgica (TVPC)
4) Defeito de condução cardíaca progressivo (DCPC)

Níveis de colesterol muito elevados:

1) Hipercolesterolemia familiar

## CARDIOMIOPATIA HIPERTRÓPICA

A cardiomiopatia hipertrófica familiar (CMH) é uma doença cardíaca caracterizada por hipertrofia ventricular esquerda (HVE), com envolvimento predominante do septo interventricular na ausência de outras causas de hipertrofia.l A prevalência da doença na população é de 0,2%.2 A CMH é clinicamente heterogénea, com variações inter e intrafamiliares que vão desde formas benignas3 a formas malignas com elevado risco de insuficiência cardíaca ou morte súbita cardíaca.4

A cardiomiopatia hipertrófica familiar é clinicamente variável e geneticamente heterogénea. A extensão e o padrão da hipertrofia ventricular e o prognóstico das pessoas afectadas, em particular o risco de morte súbita, variam acentuadamente.1,2 A cardiomiopatia hipertrófica pode ser causada por mutações em qualquer um de quatro loci de doença nos cromossomas 1, 11, 14 e 153-6; a existência de outros loci pode ser inferida a partir da existência de famílias com cardiomiopatia hipertrófica que não está ligada a nenhum dos loci conhecidos (dados não publicados). Foi demonstrado que o gene da doença em três destes loci codifica uma proteína contrátil sarcomérica.7,8 Aproximadamente 30% dos casos de cardiomiopatia hipertrófica familiar, e alguns casos de cardiomiopatia hipertrófica esporádica, são causados por mutações missense no gene da cadeia pesada da β-miosina cardíaca no cromossoma 14.9,10 Mais recentemente, foram identificadas mutações causadoras de doença nos genes da α-tropomiosina (cromossoma 15) e da troponina T cardíaca (cromossoma 1). Assim, as mutações em componentes dos filamentos grossos e finos do músculo estriado cardíaco podem causar cardiomiopatia hipertrófica. Foram descritas duas mutações missense na α-tropomiosina e duas mutações missense e uma mutação splice-site na troponina T cardíaca, cada uma encontrada numa família.8 A proporção de cardiomiopatia hipertrófica familiar atribuível a mutações nestes dois genes é desconhecida.

As diferenças nas manifestações clínicas da cardiomiopatia hipertrófica podem dever-se, em parte, à heterogeneidade alélica (intragénica) ou não alélica (intergénica) desta patologia. Diferentes mutações no gene da cadeia pesada da miosina cardíaca β parecem estar correlacionadas com taxas de sobrevivência significativamente diferentes entre as pessoas afectadas,ll-13 mas num estudo não foram obviamente associadas a diferenças nas caraterísticas morfológicas da doença.14 Estudos sobre a cardiomiopatia hipertrófica em duas famílias com mutações na α-tropomiosina revelaram um resultado diferente: uma hipertrofia cardíaca significativamente menor foi associada à mutação que envolve a substituição de glicina por ácido glutâmico na posição 180 (Glul80Gly) do que à mutação que envolve a substituição de asparagina por ácido aspártico na posição 175 (Aspl75Asn), embora a esperança de vida dos doentes com qualquer uma das mutações fosse semelhante5,8. Coletivamente, estas descobertas indicam que tanto o gene da doença como a mutação específica no seu interior podem influenciar a expressão clínica.

Para avaliar o efeito dos defeitos nos filamentos finos nas caraterísticas clínicas da cardiomiopatia hipertrófica , analisámos os genes da α-tropomiosina e da troponina T cardíaca em pessoas afectadas e comparámos os fenótipos da doença resultantes. Estes estudos demonstram que as mutações da α-tropomiosina são uma causa rara de cardiomiopatia hipertrófica familiar. Os defeitos no gene da troponina T cardíaca causam cardiomiopatia hipertrófica com menos frequência do que as mutações no gene da β-miosina cardíaca de cadeia pesada, mas não são infrequentes. Estes defeitos estão também associados a manifestações hipertróficas subtis, mas com um prognóstico particularmente mau.

## CARDIOMIOPATIA DILATADA

A cardiomiopatia dilatada é uma doença de causa desconhecida, caracterizada pela dilatação e comprometimento da função de um ou ambos os ventrículos.l A prevalência da cardiomiopatia dilatada foi estimada em 36,5 por 100.000 num estudo de base populacional.

Pensa-se que a maioria dos casos de cardiomiopatia dilatada é esporádica. Apesar de terem sido descritas várias famílias numerosas afectadas, estas têm sido frequentemente consideradas como um subgrupo raro de doentes com cardiomiopatia dilatada. Com exceção da história familiar, desconhecem-se as caraterísticas que podem distinguir entre cardiomiopatia dilatada familiar e não familiar. Numa série retrospetiva de doentes com cardiomiopatia dilatada, 6 por cento apresentavam doença familiar. Noutro estudo, a cardiomiopatia dilatada familiar foi identificada com base na história em 8,7 por cento dos doentes jovens que se apresentaram para transplante cardíaco. Num estudo de 165 doentes com cardiomiopatia dilatada, em que os familiares foram estudados apenas quando havia suspeita de doença, 7 por cento dos doentes tinham doença familiar. No entanto, não foi estudada a proporção de casos familiares de cardiomiopatia dilatada numa série sequencial de doentes cujos familiares foram estudados independentemente da suspeita de doença cardíaca.

A cardiomiopatia dilatada (CMD) é uma doença primária do músculo cardíaco caracterizada por dilatação do ventrículo esquerdo e disfunção sistólica, com disfunção diastólica secundária e, ocasionalmente, doença ventricular direita associada (1). Esta doença tem uma incidência de 3,58,5/100.000 habitantes por ano e uma prevalência de aproximadamente 36/100.000 habitantes (2, 3), que parece estar a aumentar. Além disso, a MCD é a causa mais comum de insuficiência cardíaca e de transplante cardíaco nos EUA, com um custo estimado de 10 a 40 mil milhões de dólares por ano (4).

As causas subjacentes à DCM são heterogéneas (5, 6), incluindo miocardite, toxicidade de fármacos (adriamicina) e anomalias metabólicas, mitocondriais e genéticas induzidas por isquemia. Uma causa genética de DCM é identificada em aproximadamente 30% dos casos (7-9), sendo a herança autossómica dominante a mais comum (6). A hereditariedade ligada ao X, autossómica recessiva e mitocondrial também tem sido descrita, embora com menor frequência (10).

Nos últimos anos, tem-se procurado a base genética da DCM, o que resultou na identificação de múltiplos loci genéticos e de cinco genes causadores de DCM até à data. No caso da DCM ligada ao X, foram identificados dois genes, incluindo a tafazzina (G4.5) em casos de DCM de início infantil (síndrome de Barth) (11, 12) e não-compactação isolada do ventrículo esquerdo (13, 14), e a distrofina na cardiomiopatia ligada ao X de início tardio (XLCM) (15-17). Na DCM autossómica dominante mais comum, foram mapeados cinco loci para DCM pura (lq32 [ref. 18], 2q31 [ref. 19], 9ql3- q22 [ref. 20], 10q21-q23 [ref. 21], e 15ql4 [ref. 22]), e quatro loci foram mapeados em famílias com DCM e associados à doença de condução (lpl-lq21 [ref. 23], 2ql4-q22 [ref. 24], 2q35 [ref. 25], 3p25-p22 [ref. 26], e 6q23 [ref. 27]). Até agora, apenas o gene no cromossoma 15ql4 que codifica a actina cardíaca (22), o gene no cromossoma 2q35 que codifica a desmina (25) e o gene no cromossoma lpl-lq21 que codifica a lamin A/C (28) foram identificados e as mutações caracterizadas.

Propusemos a hipótese da "via comum final" (29, 30), segundo a qual as doenças cardiovasculares hereditárias com fenótipos semelhantes e heterogeneidade genética ocorrerão devido a anomalias em genes que codificam proteínas de função semelhante ou em genes que codificam proteínas que participam numa cascata de vias comuns. No caso da DCM, propusemos que as mutações afectam elementos da citoarquitectura celular, com base no citoesqueleto (i.e., uma citoesqueletopatia) e no sarcolema, mas também incluindo elementos que interagem com o citoesqueleto, incluindo a distrofina, o complexo de glicoproteínas associadas à distrofina (DAG; i.e., os sarcoglicanos e distroglicanos) e os filamentos intermédios. Outras vias finais comuns para fenótipos cardíacos específicos incluem o sarcómero na cardiomiopatia hipertrófica (31) e os canais iónicos nas perturbações do ritmo cardíaco, como as síndromes do QT longo e a síndrome de Brugada (32).

## CARDIOMIOPATIA ARRITMOGÉNICA DO VENTRÍCULO DIREITO

A cardiomiopatia arritmogénica do ventrículo direito é uma doença hereditária rara do músculo cardíaco que é uma causa de morte súbita em jovens e atletas. Foram identificadas mutações causais nos genes que codificam as proteínas desmossómicas e a doença é atualmente considerada como uma distrofia miocárdica geneticamente determinada. O envolvimento do ventrículo esquerdo é tão frequente que se adopta o termo genérico cardiomiopatia arritmogénica. O diagnóstico clínico pode ser feito através da demonstração de alterações da função e estrutura do ventrículo direito, alterações da despolarização e repolarização do eletrocardiograma, arritmias ventriculares e substituição fibrogordurosa através de biopsia endomiocárdica. Embora específicos, os critérios de diagnóstico estandardizados carecem de sensibilidade para a doença precoce e a sua principal aplicação continua a ser o estabelecimento do diagnóstico em probandos. No entanto, os principais objectivos clínicos são a deteção precoce das formas ocultas e a estratificação do risco para estratégias preventivas, que incluem restrição do exercício físico, fármacos antiarrítmicos e terapêutica com cardioversor-desfibrilhador implantável. O rastreio genético em cascata dos familiares de probandos geneticamente positivos permite a identificação de portadores assintomáticos que necessitariam de acompanhamento ao longo da vida devido à penetrância relacionada com a idade.

## SÍNDROME DO QT LONGO (LQTS)

A síndrome do QT longo (SQTL) é uma arritmia cardíaca potencialmente fatal caracterizada por um atraso na repolarização do miocárdio que produz um prolongamento do QT e um aumento do risco de síncope, convulsões e morte súbita cardíaca desencadeada por torsades de pointes (TdP) num indivíduo jovem, saudável e com um coração estruturalmente normal. Atualmente, existem três genes principais da SQTL (KCNQ1, KCNH2 e SCN5A) que são responsáveis por aproximadamente 75% da doença. No caso dos genótipos principais da SQTL, as correlações genótipo-fenótipo permitiram obter estímulos arritmogénicos específicos do gene, padrões de eletrocardiograma (ECG), resposta a terapêuticas e estratificação do risco intragénico e cada vez mais específico da mutação. Os 10 genes menores de suscetibilidade à SQTL representam coletivamente menos de 5% dos casos de SQTL. Além disso, foram descritas três SQTL atípicas ou doenças sindrómicas multissistémicas que têm sido associadas ao prolongamento do intervalo QT, incluindo a síndrome da anquirina-B, a síndrome de Anderson-Tawil (ATS) e a síndrome de Timothy (TS). O teste genético para SQTL é recomendado em doentes com um forte índice clínico de suspeita ou com prolongamento persistente do intervalo QT, apesar do seu estado assintomático.

Com uma incidência estimada de 1 em 2.000 pessoas, a SQTL congénita caracteriza-se por um atraso na repolarização do miocárdio ventricular, prolongamento do QT (QTc > 480 ms como percentil 50 entre as coortes da SQTL) e aumento do risco de síncope mediada por torsades de pointes (TdP), convulsões e morte súbita cardíaca (MSC) num indivíduo jovem e saudável com um coração estruturalmente normal.lEmbora a SQTL seja raramente herdada de forma recessiva e caracterizada por um fenótipo cardíaco grave e perda auditiva neurossensorial,2 é tipicamente herdada como uma caraterística autossómica dominante.3 Mutações germinativas esporádicas de novo podem ser responsáveis por cerca de 5% a 10% da SQTL. A nível molecular, a SQTL compreende um conjunto de várias canalopatias cardíacas distintas. Até à data, existem três genes principais da SQTL e 10 genes secundários de suscetibilidade à SQTL que são responsáveis por cerca de 80% da doença

## OS PRINCIPAIS GENÓTIPOS DE LQTS

Os três grandes: KCNQ1, KCNH2 e SCN5A

Aproximadamente 75% dos doentes com um diagnóstico clinicamente certo de SQTL têm mutações num dos três principais genes de suscetibilidade à SQTL que codificam as subunidades α dos canais iónicos e que são criticamente responsáveis pela orquestração do potencial de ação cardíaco: O canal de potássio IKs (Kv7.1) codificado pelo KCNQl, o canal de potássio IKr (Kvll.l) codificado pelo KCNH2 ou o canal de sódio INa (Navl.5) codificado pelo SCN5A.4-6 As mutações de perda de função no KCNQ1 causam cerca de 35% da SQTL tipo 1 (SQTL1), enquanto as mutações de perda de função no KCNH2 contribuem com aproximadamente 30% da SQTL (SQTL2). As mutações de ganho de função no SCN5A estão subjacentes a cerca de 10% da SQTL (SQTL3). Cerca de 5% a 10% dos doentes com SQTL são portadores de mutações múltiplas nestes genes e, tipicamente, apresentam-se numa idade mais jovem e com um fenótipo mais grave.4 A grande maioria das mutações são substituições de nucleótidos simples ou pequenas inserções/deleções.4-6 No entanto, foram descritos alguns rearranjos genéticos de grandes dimensões que resultam em deleções/duplicações de exões inteiros simples ou múltiplos.7-9

Por exemplo, enquanto a natação e os eventos cardíacos induzidos pelo esforço estão fortemente associados ao LQT1, os estímulos auditivos e os eventos que ocorrem durante o período pós-parto ocorrem normalmente em doentes com LQT2, e os eventos que ocorrem durante os períodos de sono/repouso são mais comuns no LQT3. Embora existam excepções aos padrões de onda T relativamente específicos do gene, o LQT1 está associado a uma onda T de base larga e a caraterísticas electrocardiográficas, o LQT2 a uma onda T bifásica ou entalhada de baixa amplitude e o LQT3 a um segmento isoelétrico longo seguido de uma onda T de base estreita. Os beta-bloqueadores são extremamente protectores nos doentes com LQT1, mas são apenas moderadamente protectores nos doentes com LQT2 e LQT3.12, 13 Os doentes com LQT2 do sexo feminino podem não estar tão completamente protegidos com beta-bloqueadores como os doentes com LQT2 do sexo masculino. Dadas as consequências electrofisiológicas de uma mutação SCN5A causadora de LQT3, os bloqueadores da corrente tardia de sódio, incluindo a mexiletina, a flecainida ou a ranolazina, podem representar opções terapêuticas específicas do gene para o LQT3.14, 15 No entanto, a resposta aos bloqueadores dos canais de sódio é específica da mutação e, embora tenha havido provas claras do benefício da mexiletina em alguns doentes com LQT3, outros não mostraram qualquer benefício. 11

Em geral, quando o QTc é > 500 ms, as mulheres com LQT2 e os homens com LQT3 correm maior risco de sofrer um evento cardíaco.ll Além disso, foi realizada uma estratificação de risco intragénico para LQT1 e LQT2 com base no tipo de mutação, localização e função celular.16-21 Os doentes com LQT1 com mutações missense do KCNQ1 que se estendem pela transmembrana e localizam o domínio e os doentes com mutações que resultam num maior grau de perda de função do Kv7.1 (dominante-negativo) correm um maior risco de um evento cardíaco desencadeado por LQTl em comparação com os doentes com LQT1 com mutações na região C-terminal ou com mutações que causam menos danos na biologia do canal Kv7.1 (haploinsuffıcency), respetivamente. Os doentes com LQT2 com mutações na região do poro do KCNH2 têm um QTc mais longo, uma manifestação clínica mais grave da doença e mais eventos cardíacos relacionados com arritmias que ocorrem numa idade mais jovem do que os doentes com LQT2 com mutações não relacionadas com o poro do KCNH2.22 Além disso, Shimizu et al. descobriram que os doentes com LQT2 com mutações na região do poro transmembranar apresentavam o maior risco de eventos cardíacos, os doentes com mutações de frame shift/nonsense em qualquer região do canal apresentavam um risco intermédio e os doentes com mutações missense no terminal C apresentavam o menor risco de eventos cardíacos.21

## OS GENÓTIPOS MENORES DE LQTS

Os 10 genes de menor suscetibilidade à SQTL codificam subunidades adicionais de canais iónicos α (CACNA1C, KCNJ5), proteínas de interação com canais de potássio (AKAP9, KCNE1, KCNE2) e de sódio (CAV3, SCN4B SNTA1) ou proteínas mensageiras de ligação ao cálcio (CALM1, CALM2). Uma vez que estes genes adicionais desempenham um papel menor na base genética da SQTL, apenas foram criadas correlações genótipo-fenótipo limitadas.

## CACNA1C-LQTS

Em 2012, Boczek e colaboradores utilizaram uma estratégia de biologia de sistemas e sequenciação do exoma completo baseada em pedigree para identificar uma nova mutação patogénica (P857R) na subunidade α do canal de cálcio do tipo L (LTCC) cardíaco codificado pelo CACNAlC que se associou à doença num pedigree de SQTL não sindrómico multigeracional com fenótipo positivo/genótipo negativo.23 A LTCC é importante para o acoplamento excitação-contração no coração e medeia uma corrente despolarizante interna nos cardiomiócitos. A caraterização funcional da mutação utilizando uma técnica de patchclamp de células inteiras em células HEK293 revelou um ganho de função com aumento de ICa,L e aumento da expressão da superfície celular do canal iónico mutante em comparação com o tipo selvagem. Este fenótipo eletrofisiológico in vitro é consistente com o fenótipo clínico de prolongamento do intervalo QT. É importante notar que, embora as perturbações do CACNA1C tenham sido implicadas anteriormente na Síndrome de Timothy (ST) e incorretamente atribuídas ao genótipo como LQT8, esta foi a primeira demonstração de que o CACNA1C era um gene de suscetibilidade à SQTL, alargando a amplitude dos fenótipos arritmogénicos distintos relacionados com o CACNAIC.

**KCNJ5-LQTS**

Yang e colegas realizaram uma análise de ligação e posicional do genoma de um grande pedigree chinês multigeracional de SQTL e identificaram uma mutação heterozigótica G387R na subunidade Kir3.4 do canal de potássio retificador interno acoplado à proteína G codificado por KCNJ5.24 Estudos de expressão heteróloga in vitro revelaram um fenótipo eletrofisiológico de perda de função associado a uma expressão reduzida na membrana plasmática. Todos os membros da família positivos para a mutação apresentavam palpitações recorrentes, 10 de 12 com síncope recorrente e 5 com fibrilhação auricular (FA) ou taquicardia auricular (TA) persistente ou permanente. Embora a maioria dos indivíduos positivos para a mutação fossem sintomáticos, apenas três tinham um QTc > 480 ms, todos com FA ou TA concomitantes. A SQTL mediada por KCNJ5 parece ser muito pouco frequente, uma vez que nenhum dos nossos mais de 500 probandos não aparentados com SQTL foi positivo para KCNJ5

**LQTS MEDIADOS POR PROTEÍNAS DE INTERACÇÃO DE CANAIS**

O canal de sódio cardíaco localiza-se em microdomínios de membrana em forma de ómega, denominados cavéolas. A caveolina-3 codificada por CAV3 é uma importante proteína de suporte presente nas cavéolas do coração que pode desempenhar um papel na compartimentação e regulação dos canais iónicos residentes nas cavéolas. Em 2006, foram identificadas duas mutações espontâneas de novo entre 905 doentes não relacionados com SQTL encaminhados para testes genéticos, demonstrando assim uma ligação patogénica entre as mutações do CAV3 e a SQTL.29 Ambas as mutações do CAV3 resultaram num aumento significativo da corrente de sódio tardia persistente, semelhante à SQT3.

Por último, a αl-sintrofina (SNTA1) actua como um suporte molecular entre a óxido nítrico sintase neuronal (nNOS) e o inibidor da nNOS, a Ca-ATPase de membrana plasmática subtipo 4b (PMCA4b) e interage com o SCN5A para aproximar o complexo nNOS-PMCA4b do canal de sódio cardíaco.30Além disso, uma mutação A39OV-SNTA1 identificada num doente com SQTL clinicamente definido, não relacionado e genótipo negativo, interrompeu a ligação da SNTA1 ao PMCA4b, libertou a inibição da nNOS, causou a S-nitrosilação do SCN5A e foi associada a um aumento da corrente de sódio tardia.30 Num estudo posterior, a mutação idêntica A257G-SNTA1 foi identificada em 3 de 39 casos de SQTL não relacionados com o genótipo negativo e também exibiu um ganho de função in vitro do SCN5A semelhante ao LQT3.

## LQTS MEDIADOS POR CALMODULINA

Em 2013, uma estratégia baseada na sequenciação do exoma completo elucidou a causa genética subjacente a dois casos esporádicos não relacionados de SQTL infantil com paragem cardíaca recorrente e prolongamento extremo do QT.32Ambos os bebés apresentavam mutações esporádicas de novo (D130G-CALM1 e D96V- CALM2) nos genes (CALMland CALM2) que codificam a calmodulina, uma proteína de sinalização do cálcio essencial e ubiquamente expressa que está criticamente envolvida numa multiplicidade de funções fisiológicas - incluindo como sensor de Ca2+ para a inativação dependente de Ca2+ do LTCC (Cavl.2), a inativação do canal de sódio cardíaco (Navl.5) e a ativação do canal de potássio regulado por voltagem (Kv7.1). Os genes da calmodulina representam um fenómeno interessante e raro na biologia humana. Existem três genes distintos da calmodulina com loci distintos (CALM1, Chr.14q32.ll; CALM2, Chr.2p21; e CALM3, Chr.l9ql3.2-ql3.3); embora partilhem 76% de homologia ao nível dos nucleótidos do ADN, estes três genes codificam uma proteína idêntica (Calmodulina) de 149 aminoácidos. Todos os três genes são expressos em miócitos cardíacos, sendo os níveis de expressão dos transcritos mais elevados para CALM3, seguidos de CALM2 e CALM1.

## SÍNDROME DE BRUGADA

A síndrome de Brugada (SBr) foi originalmente descrita como uma doença arrítmica hereditária autossómica dominante caracterizada por elevação do segmento ST com ondas T negativas sucessivas nas derivações precordiais direitas sem anomalias cardíacas estruturais. Os doentes estão em risco de morte súbita cardíaca (MSC) devido a fibrilhação ventricular (FV). Desde 1953, o padrão de ECG semelhante à elevação do segmento ST do tipo coved foi relatado como uma variante normal na população saudável ou relacionado à FV com anormalidade estrutural, mas como uma entidade de doença distinta, Brugada e Brugadal foram os primeiros a relatar 8 pacientes com FV, bloqueio de ramo direito e elevação do segmento ST no ECG de 12 derivações. Posteriormente, foram descritas alterações estruturais num coração explantado e em amostras de biópsia num pequeno número de casos, abrindo potencialmente a discussão sobre quem descreveu primeiro esta entidade patológica.

Para além desta polémica, a SBr tem sido alvo de várias controvérsias no que diz respeito à sua fisiopatologia; ao prognóstico dos indivíduos assintomáticos e à melhor forma de estabelecer o seu risco; e ao papel causal das variantes genéticas, incluindo o papel das mutações dos canais de sódio.

A BrS e atualmente representa o genótipo mais comum, que é herdado como uma caraterística autossómica dominante com penetrância incompleta. As mutações registadas incluem mutações missense, mutações nonsense, inserção/deleção de nucleótidos (que podem alterar o splicing do ARNm ou criar um códão de paragem ao deslocar o quadro de leitura aberto) e mutações no local de splice.

Os estudos funcionais de uma mutação SCN5A na SBr, utilizando sistemas de expressão heteróloga, revelaram a perda de função do canal de sódio, que prejudica a subida rápida na fase 0 do potencial de ação (PA) e leva ao abrandamento da condução no coração. A perda de função ocorre devido à diminuição da expressão das proteínas Navl.5 no sarcolema, à expressão de canais não funcionais ou a propriedades de gating alteradas (ativação retardada, inativação mais precoce, inativação mais rápida, inativação lenta melhorada e recuperação retardada da inativação).

As mutações do SCN5A não só podem causar a SBr, como também podem levar a outras doenças. De facto, as mutações do SCN5A estão implicadas na síndrome do QT longo tipo 3, na doença progressiva da condução cardíaca, na síndrome do seio doente, ou em combinações destas; na paragem auricular congénita; ou na cardiomiopatia dilatada.Uma única mutação do SCN5A pode levar a vários fenótipos na mesma família ou num único doente, tais como a SBr, a síndrome do QT longo tipo 3, a síndrome do seio doente e um grau variável de perturbação da condução (do primeiro grau ao bloqueio AV completo) conhecido como síndrome de sobreposição. O primeiro relato foi feito em 1999 sobre uma única mutação que leva à SBr, doença de condução generalizada e síndrome do QT longo tipo 3, uma manifestação de perda e ganho de função do canal de sódio. Posteriormente, houve mais relatos de síndromes de sobreposição.

A relação genótipo-fenótipo de uma mutação SCN5A pode ser modificada pelo background genético de um indivíduo. Foi demonstrado que o polimorfismo H558R do SCN5A modifica a propriedade electrofisiológica de um canal de sódio mutante relacionado com a BrS. Em doentes de origem asiática, foi relatado que os polimorfismos do promotor do SCN5A numa variante haplotípica com uma prevalência relativamente elevada conduzem a um fenótipo variável da condução cardíaca. Um estudo utilizando ratinhos transgénicos de diferentes estirpes (129P2 e FVB/N portadores de SCN5A1798insD/+) demonstrou que níveis de expressão baixos ou indetectáveis da subunidade auxiliar β4 do canal de sódio nos ventrículos de ratinhos 129P2 conduziam a uma condução mais lenta no ventrículo direito, em comparação com a observada em ratinhos FVB/N.

Também foram encontradas mutações causais putativas nos genes dos canais de cálcio (CACNA1C, CACNB2b, CACNA2D1); nos genes da subunidade β do canal de sódio (SCN1B, SCN3B); na enzima semelhante à glicereol-3 fosfato desidrogenase 1 (GPD1L) e no MOG1, que afecta o tráfico de sódio

e em genes que afectam a corrente de saída transitória (Ito) (KCNE3, KCND3, KCNE5) em doentes individuais e famílias com SBr.Em estudos electrofisiológicos básicos, as mutações nos genes CACNA1C e CACNB2b mostraram perda de função da corrente de cálcio basal do tipo L (ICa,L); uma mutação nos genes SCN1B, SCN3B, GPD1L ou MOG1 levou à perda de função da INa; e uma mutação nos genes KCNE3, KCND3 ou KCNE5 levou a um ganho de função da Ito. As mutações nos genes CACNA1C e CACNB2b contribuem para 11,5% dos casos de SBr, em que os doentes apresentam geralmente intervalos QT mais curtos do que o normal. Até à data, o GPD1L é o único gene com uma ligação genética sólida, e todos os outros foram identificados apenas em doentes isolados ou em pequenas famílias através da análise de genes candidatos. Esta é uma limitação importante e merece um estudo mais aprofundado antes de se inferirem genes na patogénese da BRS ou de qualquer outra entidade patológica.

Até à data, parece não haver qualquer papel para os marcadores genéticos (ou outros marcadores moleculares) na estratificação do risco. Os portadores de uma variante do canal de sódio relacionada com a SBr têm intervalos de condução mais longos do que os doentes com SBr sem uma variante do canal de sódio e, dentro da coorte do canal de sódio, algumas variantes associam-se a uma doença de condução mais significativa do que outras.

## TAQUICARDIA VENTRICULAR POLIMÓRFICA CATECOLAMINÉRGICA (CPVT)

A taquicardia ventricular polimórfica catecolaminérgica (TVPC) é uma forma altamente maligna de doença arritmogénica caracterizada por taquicardia ventricular polimórfica induzida pelo exercício ou por emoções na ausência de doença cardíaca estrutural detetável. Devido ao padrão típico das arritmias (taquicardia ventricular bidirecional e a ocorrência e gravidade da arritmia correlacionam-se bem com a carga de trabalho) durante o teste de esforço, a TVPC pode ser identificada prontamente. O rastreio genético molecular dos genes que codificam o recetor cardíaco de rianodina e a calsequestrina é fundamental para confirmar o diagnóstico incerto de TVPC. Com exceção dos β-bloqueadores, não está disponível nenhuma terapia farmacológica de eficácia comprovada: embora os β-bloqueadores reduzam a ocorrência de taquicardia ventricular, 30% dos doentes tratados com β-bloqueadores continuam a sofrer arritmias cardíacas e acabam por necessitar de implante de cardioversor desfibrilhador implantável para evitar paragem cardíaca.

As mutações no gene do recetor da rianodina cardíaco (RyR2) estão na base da taquicardia ventricular polimórfica catecolaminérgica (TVPC), uma doença arritmogénica hereditária que ocorre no coração estruturalmente intacto. A proporção de doentes com TVPC portadores de mutações no gene RyR2 é desconhecida, e as caraterísticas clínicas da TVPC RyR2-CPVT, em comparação com a TVPC não tipada, são indefinidas.

**DEFEITO DE CONDUÇÃO CARDÍACO PROGRESSIVO (PCCD)**

O defeito de condução cardíaca progressivo familiar (DCPC) é um distúrbio de condução cardíaca (do coração) que pode progredir para um bloqueio cardíaco completo. As pessoas afectadas podem não ter quaisquer sintomas ou a doença pode causar falta de ar, tonturas, desmaios, dor abdominal, insuficiência cardíaca ou morte súbita. Mutações em vários genes, incluindo os genes SCN5A, SCN1B e TRPM4, podem causar DCPC. Vários outros genes podem ser a causa quando a PCCD ocorre com doença cardíaca congénita. A PCCD familiar é geralmente herdada de forma autossómica dominante.

No entanto, nem todas as pessoas que têm o gene mutado terão a doença; nas que têm, os sintomas e a gravidade podem variar (conhecidos como penetrância reduzida e expressividade variável). Foram registados casos de hereditariedade autossómica recessiva e casos esporádicos, mas são raros. O tratamento inclui a implantação de um pacemaker.

Os canais de sódio dependentes de voltagem são críticos para a geração e propagação do potencial de ação cardíaco e as mutações no SCN5A, o gene que codifica a subunidade α do canal de sódio formador de poros principal no coração (NaV1.5), causam múltiplas síndromes de arritmia cardíaca. As mutações que produzem um aumento da corrente de entrada durante o curso do platô do potencial de ação, muitas vezes como consequência da desestabilização da inativação rápida do canal, causam a síndrome do QT longo tipo 3 (LQT3; Por outro lado, uma redução da corrente de sódio conduz a uma doença da condução cardíaca, que pode ser progressiva (OMIM 113900), e à síndrome de Brugada (OMIM 601144), caracterizada por elevação do segmento ST nas derivações precordiais direitas (VI a V3) do ECG de 12 derivações e episódios de fibrilhação ventricular. Foram descritos múltiplos mecanismos que reduzem a corrente de sódio nestas síndromes, incluindo a alteração do gating do canal ou a redução da expressão na superfície celular. Para além disso, as mutações no SCN5A podem manifestar-se com uma sobreposição destes diferentes fenótipos. No entanto, as mutações no SCN5A são encontradas em menos de 30% dos doentes com síndrome de Brugada, indicando o envolvimento de outros genes Os canais de sódio são complexos proteicos multissubunitários compostos não só por subunidades α formadoras de poros, mas também por múltiplos outros parceiros proteicos, incluindo subunidades β modificadoras da função auxiliar. Nos seres humanos, foram identificadas 4 subunidades β do canal de sódio (βl a β4, codificadas por SCN1B a SCN4B), que partilham uma topologia proteica comum prevista: um grande domínio N-terminal extracelular (incluindo um domínio semelhante à imunoglobulina), um único segmento transmembranar e um domínio C-terminal intracelular. As funções atribuídas às subunidades β incluem um aumento da expressão do canal de sódio na superfície celular, a modulação da porta do canal e da dependência da voltagem, e um papel na adesão celular e no recrutamento de proteínas citosólicas como a anquirina-G .

O transcrito βl resulta do splicing dos exões 1-5 do gene SCNIB e, mais recentemente, foi descrito um segundo transcrito, resultante do splicing dos exões 1-3 com retenção de um segmento do intrão 3 (denominado exão 3A), que conduz a uma sequência 3r alternativa (Figura (Figural,l, A e B) . Este último transcrito codifica a subunidade βlB, que, apesar da sequência 3r diferente, tem uma topologia proteica prevista semelhante à de βl (Figura (FiguralC)lC) . Foi demonstrado que a subunidade βlB aumenta a corrente de sódio neuronal (NaV1.2), mas os seus efeitos na corrente NaV1.5 ainda não foram investigados, embora a βl e a βlB sejam ambas expressas no coração

Uma vez que as mutações NaV1.5 com perda de função causam doença de condução e síndrome de Brugada, poder-se-ia imaginar que as mutações nas subunidades β do canal de sódio também poderiam estar subjacentes a esses distúrbios, diminuindo a corrente de sódio. Assim, testámos a hipótese de que as mutações nas sequências de codificação do SCN1B, para βl ou βlB, estão subjacentes a casos de doença de condução e síndrome de Brugada. Identificámos 3 mutações que segregam com arritmia em 3 famílias, e 2 das mutações estavam localizadas no transcrito βlB recentemente descrito. Ambos os transcritos βl e βlB foram expressos no coração humano e foram abundantes nas fibras de Purkinje que desempenham um papel crítico na condução do impulso elétrico no coração. O estudo eletrofisiológico de canais de sódio expressos heterologamente revelou perda de corrente de sódio com subunidades mutantes.

## HIPERCOLESTEROLEMIA FAMILIAR

A hipercolesterolemia familiar é uma síndrome distinta caracterizada geneticamente por herança autossómica dominante; quimicamente por concentrações elevadas no plasma de colesterol e l~poproteína de baixa densidade (LDL); e clinicamente por xantomas, arcus corneae e doença coronária prematura. Embora esta síndrome tenha sido reconhecida pela primeira vez há mais de 100 anos e a sua definição como uma entidade clínica específica tenha surgido na década de 1930 (1,2), só nos últimos anos é que se adquiriu um conhecimento significativo sobre o seu modo de hereditariedade, a sua relação com outras formas de elevação familiar dos níveis de colesterol e a anomalia bioquímica subjacente que resulta do gene anormal. Como resultado de estudos recentes de vários laboratórios, é agora evidente que a síndrome da hipercolesterolemia familiar é apenas uma de várias doenças normalmente referidas como "hiperlipoproteinemia familiar de tipo II". De facto, apenas uma pequena parte dos indivíduos da população geral com hipercolesterolemia inexplicada ou primária (definida por um nível plasmático de colesterol total ou de colesterol LDL acima do percentil 95) deve os seus níveis plasmáticos elevados de colesterol LDL à hipercolesterolemia familiar. No entanto, a hipercolesterolemia familiar é o exemplo mais claro de um defeito hereditário simples que conduz à doença coronária. Uma compreensão aprofundada da sua patogénese deverá fornecer não só novos conhecimentos sobre a regulação normal da homeostase do colesterol, mas também novos conhecimentos sobre a natureza bioquímica da aterosclerose.

| MENDELIAN CONDITION | CAUSAL GENES | KEY BIOLOGICAL AND CLINICAL INSIGHTS | REFERENCES |
|---|---|---|---|
| **Severe hypercholesterolemia** | LDLR, APOB, ABCG5, ABCG8, ARH, PCSK9 | (1) Receptor-mediated endocytosis; (2) receptor recycling; (3) feedback regulation of receptors; (4) molecular mechanism of intestinal cholesterol absorption and biliary cholesterol excretion; (5) high LDL cholesterol is sufficient to cause MI. | (Abifadel et al., 2003, Brown and Goldstein, 1986, Garcia et al., 2001, Lehrman et al., 1985) |
| **Familial hypobetalipoproteinemia** | APOB, PCSK9, ANGPTL3 | (1) Lifelong low-LDL cholesterol (from loss-of-PCSK9 function) is sufficient to protect from MI despite other coronary risk | (Cohen et al., 2006, Musunuru et al., 2010a, Soria et al., 1989) |

| | | | |
|---|---|---|---|
| | | factors. | |
| **Mendelian forms of low and high blood pressure** | SLC12A3, SLC12A1, KCNJ1, CLCNKB, NR3C2, SCNN1A, SCNN1B, SCNN1G; CYP11B2, CYP11B1, HSD11B2, NR3C2, SCNN1B, SCNN1G, WNK1, WNK4, KLHL3, CUL3 | (1) Genes converge on a final common pathway of altering net renal sodium handling and balance; (2) identification of new targets for the treatment of blood pressure. | (Boyden et al., 2012, Chang et al., 1996, Geller et al., 2000, Geller et al., 1998, Hansson et al., 1995, Lifton et al., 1992a, Lifton et al., 1992b, Lifton et al., 2001, Mune et al., 1995, Shimkets et al., 1994, Simon et al., 1996a, Simon et al., 1996b, Simon et al., 1996c, Simon et al., 1997, Wilson et al., 2001) |
| **Hypertrophic cardiomyopathy** | MYH7, TNNT2, TPM1, TNNI3, MYL2, MYBPC3, ACTC, MYL3 | (1) Mutations have expanded knowledge of the molecular mechanisms of heart muscle contraction; (2) mutations may cause increased TGF-β signaling in the myocyte with subsequent effects on neighboring fibroblasts, leading to fibrosis and scarring. | (Bonne et al., 1995, Carrier et al., 1993, Geisterfer-Lowrance et al., 1990, Kimura et al., 1997, Olson et al., 2000, Poetter et al., 1996, Seidman and Seidman, 2001, Thierfelder et al., 1994, Watkins et al., 1995) |
| **Marfan's syndrome** | FBN1 | (1) Aneurysm formation is likely due to perturbations in cytokine signaling cascades and the smooth muscle contractile apparatus rather than defects in the extracellular matrix; (2) unexpected role for TGF-β pathway in disease. | (Dietz et al., 1991, Lindsay and Dietz, 2011) |
| **Atrial or ventricular** | NKX2-5, GATA-4, | (1) These | (Basson et al., 1997, |

| septal defects | TBX5 | transcription factors, originally discovered in flies and mice, are critical for proper heart development in humans and function in a common complex. | Garg et al., 2003 Schott et al., 1998) |
|---|---|---|---|
| **Bicuspid aortic valve, Calcific aortic valve disease** | NOTCH1 | (1) NOTCH1 functions to repress a default osteoblast fate of the valve mesenchymal cells; (2) NOTCH1 mutations likely result in a derepression of this fate choice and subsequent differentiation of valve cells into an osteoblast-like phenotype. | (Garg et al., 2005) |

## GENÓMICA DO RISCO E DAS DOENÇAS CARDIOVASCULARES

O número surpreendentemente elevado de novos loci associados a factores de risco cardiovascular, índices subclínicos e pontos finais da doença, tem proporcionado conhecimentos sobre as vias biológicas subjacentes à doença (Genomic Locations of Genetic Variants Associated with the Risk of Myocardial Infarction and Heart Failure). A aplicação destas descobertas à previsão do risco e à prevenção e tratamento da doença é prematura e aguarda investigação considerável.

## DOENÇA ARTERIAL CORONÁRIA E ENFARTE DO MIOCÁRDIO:

Os estudos de associação de todo o genoma identificaram cerca de 30 loci associados ao enfarte do miocárdio e à doença arterial coronária (RepresentativeGenomewide Association Studies of Common Cardiovascular Diseases). Uma meta-análise de 14 desses estudos, que envolveu 22.233 casos de indivíduos com doença arterial coronária e 64.762 indivíduos de controlo de ascendência europeia e que foram seguidos de estudos de replicação envolvendo 56.682 casos e indivíduos de controlo, identificou 13 novos loci associados à doença arterial coronária, para além de confirmar 10 de 12 loci previamente reportados.O ABO e o ADAMTS7 foram associados à aterosclerose coronária confirmada angiograficamente, o CNNM2 à hipertensão arterial e o cluster do gene APOA5 a níveis elevados de triglicéridos e subfracções de colesterol. A maioria dos loci associados ao enfarte do miocárdio reside em regiões genómicas que não foram previamente implicadas na doença arterial coronária; apenas uma minoria de loci medeia um efeito através de factores de risco conhecidos. Uma segunda meta-análise de estudos de associação de todo o genoma, envolvendo mais de 30.000 casos e indivíduos de controlo, revelou mais quatro novos loci associados à doença arterial coronária em vários grupos étnicos.

Os loci associados à doença arterial coronária abrigam genes conhecidos por serem importantes na variação lipídica, incluindo SORT1, PCSK9, HNF1A, MRAS e LPA. A posição de outros SNPs implica processos inflamatórios que conferem um risco de aterosclerose coronária.

## FALHA CARDÍACA:

Os estudos de associação de todo o genoma identificaram muitos loci possíveis associados à insuficiência cardíaca e à morte por insuficiência cardíaca, embora poucos desses estudos tenham sido replicados. Os estudos de associação de todo o genoma para a insuficiência cardíaca têm sido limitados pelo número modesto de casos de insuficiência cardíaca (relativamente ao número de estudos deste tipo para a doença arterial coronária) e pela natureza heterogénea (e, portanto, conjuntos heterogéneos de casos) da insuficiência cardíaca. Um estudo recente de associação do genoma para a cardiomiopatia dilatada idiopática identificou variantes naHSPB7, que codifica uma proteína de choque térmico anteriormente implicada na insuficiência cardíaca, e na BAG3; desenvolve-se uma miopatia acentuada em ratinhos deficientes em Bag3.

## ARRHYTHMIAS:

Estudos de associação do genoma revelaram variantes genéticas para arritmias, incluindo fibrilhação auricular, fibrilhação ventricular, morte súbita cardíaca e síndrome do seio doente. O MYH6, um gene anteriormente não identificado associado à suscetibilidade à síndrome do seio doente, codifica a subunidade alfa da cadeia pesada da miosina cardíaca, sugerindo que as proteínas da miosina podem regular a condução cardíaca para além da função dos miócitos.

## DOENÇAS VASCULARES PERIFÉRICAS E CEREBRAIS:

Os estudos de associação de todo o genoma produziram provas de força variável para os loci genéticos associados ao AVC isquémico, ao aneurisma intracraniano, à doença arterial periférica, ao aneurisma da aorta, ao tromboembolismo venoso e aos fenótipos eritrocitários. Em alguns casos, estes loci são comuns à doença arterial coronária e ao enfarte do miocárdio, sugerindo uma contribuição genética comum a múltiplos leitos vasculares.

## VIAS DE DOENÇA CARDIOVASCULAR

O melhor resultado dos estudos de associação do genoma é o fornecimento de informações sobre as vias biológicas - frequentemente insuspeitas - que estão na base das causas das doenças. Tais conhecimentos levaram a investigações orientadas por hipóteses das vias implicadas, com recurso a abordagens moleculares, genéticas, bioquímicas e celulares. O controlo genético do enfarte do miocárdio e dos lípidos é um exemplo disso mesmo.

As primeiras descobertas que relacionaram a variação genética na região 9p21 com a progressão aterosclerótica e o enfarte do miocárdio apanharam os cientistas cardiovasculares de surpresa, porque esta região é desprovida de genes que tinham sido previamente associados à doença arterial coronária.

Investigações posteriores revelaram possíveis mecanismos pelos quais os genes desta região podem contribuir para a aterosclerose. Um relatório recente implicou o intervalo de risco 9p21 na regulação da expressão de genes de expressão cardíaca CDKN2A/B. Outro relatório implicou vias inflamatórias através de 33 potenciadores de genes localizados na região 9p21. Dois SNPs localizados num destes potenciadores interrompem um local de ligação para STAT1, uma proteína de transdução de sinal que regula a inflamação. Este locus potenciador interage fisicamente com o locus CDKN2A/B e um intervalo a jusante do IFNA21, o gene que codifica o interferão-γ nas células endoteliais vasculares humanas. A ativação do interferão-γ afecta a regulação transcricional do locus 9p21, incluindo a ligação ao STAT1, sugerindo uma ligação entre a suscetibilidade genética à doença arterial coronária e a resposta à sinalização inflamatória nas células vasculares. Outro fator determinante da doença pode ser o elemento de ARN não codificante ANRIL acima mencionado.

Os loci descobertos por abordagens genómicas são também relevantes para a biologia dos lípidos e potenciais alvos terapêuticos. O gene que codifica a sortilina (SORT1) contém uma variante comum que cria um local de ligação para um fator de transcrição que, quando ligado a este local, altera a expressão hepática do colesterol LDL em humanos. Estudos transgénicos demonstraram que os ratinhos com Sortl que contém o local de ligação do fator de transcrição têm níveis plasmáticos alterados de colesterol LDL, sugerindo uma via reguladora anteriormente desconhecida para o colesterol LDL. A descoberta de um par de variantes sem sentido comuns no PCSK9 em doentes de ascendência africana indicou um alvo potencialmente terapêutico. Estima-se que 2,6% das pessoas de ascendência africana sejam portadoras de uma destas variantes, e cada variante resulta em níveis comparativamente baixos de lípidos e numa menor suscetibilidade ao enfarte do miocárdio. Os seres humanos que são homozigóticos para este alelo nulo são saudáveis e têm um risco reduzido de enfarte do miocárdio, o que sugere que a ausência de PCSK9 pode ser bem tolerada, tornando assim a PCSK9 um alvo atraente para os medicamentos.

Os SNP que, mais recentemente, foram associados às doenças cardiovasculares e aos seus factores de risco implicam componentes de vias previamente identificadas como factores de risco ou mecanismos da doença. Por exemplo, os 95 loci associados aos níveis de colesterol LDL e HDL ou de triglicéridos em mais de 100.000 pessoas de ascendência europeia implicam quase todos os 18 genes que anteriormente demonstraram estar mutados em doenças lipídicas mendelianas raras.43 A maioria destes loci também foi associada a doenças cardiovasculares em pessoas de ascendência africana e em pessoas de ascendência asiática. Alguns loci albergavam variantes comuns e raras; nesses casos, as variantes comuns explicavam mais a hereditariedade.

Uma abordagem interessante é a utilização de células estaminais pluripotentes induzidas para modelar doenças cardiovasculares e testar hipóteses geradas a partir de estudos genómicos. Duas linhas de células estaminais pluripotentes induzidas, que foram geradas a partir de fibroblastos dérmicos de doentes que tinham a síndrome do QT longo com mutações genéticas específicas, foram diferenciadas em cardiomiócitos e estão a ser utilizadas para investigar propriedades electrofisiológicas, tais como potenciais de ação e fluxos iónicos.

## PAPEL DO GENE DA INTERLEUCINA-18 NAS DOENÇAS CARDIOVASCULARES

Nos últimos anos, têm surgido cada vez mais evidências, a partir de dados experimentais e epidemiológicos, de que a interleucina-18 (IL-18), uma citocina pró-inflamatória envolvida nas respostas imunitárias inata e adquirida, desempenha um papel fundamental na resposta inflamatória que contribui para a aterosclerose. Modelos animais suportam o papel da IL-18 no desenvolvimento da lesão aterosclerótica e na vulnerabilidade da placa, bem como o efeito benéfico da inibição da IL-18 na progressão e composição da placa. Recentemente, demonstrámos que os níveis basais de IL-18 na circulação eram fortemente preditivos de mortalidade cardiovascular futura na coorte prospetiva AtheroGene de doentes com doença arterial coronária (DAC). Este papel preditivo dos níveis de IL-

18 foi confirmado na grande coorte de base populacional de homens inicialmente saudáveis do Prospective Epidemiological Study of Myocardial Infarction (PRIME). No entanto, ainda não está claro se a elevação da IL-18 tem um papel causal ou se é simplesmente a consequência de um processo inflamatório em curso que está associado ao desenvolvimento de lesões ateroscleróticas.

Um passo importante para avaliar melhor a causalidade da IL-18 na aterosclerose é estudar a sua potencial implicação a nível genético. Para além do próprio gene que codifica a IL-18, vários genes estão envolvidos na via da IL-18 e podem contribuir, isoladamente ou em combinação, para a variabilidade da IL-18 e, por sua vez, afetar o risco de doença. A IL-18 actua ligando-se a um recetor heterodimérico (IL-18R) que inclui uma cadeia de ligação, denominada IL-18R ou IL-18R1, e uma cadeia de transdução de sinal, denominada IL-18R ou IL-18RAP (para a proteína acessória do recetor).ll-13 Ambas as cadeias formam um complexo de alta afinidade necessário para induzir a sinalização da IL-18. O IL-18R é expresso numa variedade de células, incluindo macrófagos, linfócitos T e células assassinas naturais, às quais é atribuído um papel fundamental na rutura da placa aterosclerótica.14 Outro componente importante do sistema IL-18 é a proteína de ligação IL-18, um inibidor endógeno natural da IL-18 que está presente em concentrações elevadas no meio extracelular e pode ligar-se à IL-18 com elevada afinidade, impedindo a sua interação com o IL-18R e neutralizando assim a atividade da IL-18.2,15 T

Neste estudo, examinámos as concentrações séricas de IL-18 em doentes com ICC para determinar se a citocina estava envolvida na fisiopatologia desta síndrome.

# Capítulo 5

## MÉTODO:

Os sujeitos incluíram 34 doentes recrutados consecutivamente (20 homens e 14 mulheres com idades entre 42 e 83 anos, média de 64 anos) que apresentavam insuficiência cardíaca crónica, estável e sintomática, representando a classe funcional II-IV da New York Heart Association (NYHA) há mais de dois meses. A causa da insuficiência cardíaca foi a cardiomiopatia dilatada (DCM) em 20 doentes e o enfarte do miocárdio antigo (OMI; mais de três meses antes) em 14 doentes. Dezassete doentes foram classificados de acordo com os padrões da NYHA como classe funcional II, 14 doentes como classe III e três doentes como classe IV. Não foram evidenciadas diferenças significativas entre os pacientes nas diferentes classes funcionais em relação à idade, sexo ou fração de ejeção do ventrículo esquerdo (dados não mostrados). Foram excluídos os doentes com doenças concomitantes significativas, tais como infecções, insuficiência renal, cancro ou doenças auto-imunes. Em 14 doentes recrutados consecutivamente com angina de peito estável sem ICC (SAP), que também foram estudados, o diagnóstico de angina baseou-se em: história de dor torácica ao exercício; documentada

Infradesnivelamento de ST com dor torácica em teste de esforço em esteira; estenose comprovada angiograficamente causando estreitamento de diâmetro superior a 50% em pelo menos uma artéria coronária epicárdica principal; e ausência de assíntota segmentar na ventriculografia esquerda biplanar. Como controlos, incluímos 10 indivíduos saudáveis que não apresentavam evidência de

As amostras de sangue em jejum foram colhidas de manhã, após repouso na posição supina durante 20 minutos. O sangue foi retirado de uma veia antecubital para tubos não heparinizados e mantido em gelo, sendo depois centrifugado a 1710 g durante 15 minutos a 4°C.
Imediatamente após a centrifugação, as amostras de soro foram armazenadas a -80°C até serem testadas. As concentrações de TNFα (limite inferior de detetabilidade, 0,5 pg/ml) e IL-6 (limite inferior de detetabilidade, 0,2 pg/ml) foram determinadas por ensaios de imunoabsorção enzimática (QuantiGlo, R&D Systems, Minneapolis, Minnesota, EUA), assim como as concentrações de IL-18 (limite inferior de detetabilidade, 25,6 pg/ml) (MBL,Nagoya, Japão). As medições do ventrículo esquerdo foram obtidas a partir de ecocardiografia bidimensional padrão e modo M.

Os dados são expressos como média (SEM). A análise de variância (teste de Kruskal-Wallis, seguido do teste U de Mann-Whitney) foi utilizada para comparações estatísticas. O teste de correlação de Spearman foi utilizado para correlações. Um valor de p < 0,05 foi considerado para indicar significância.

# Capítulo 6

**RESULTADO:**

Não houve diferença significativa na idade, frequência cardíaca ou pressão arterial sistólica entre os grupos de pacientes. No entanto, a fração de ejeção média foi significativamente mais baixa nos doentes com ICC (DCM ou OMI) do que nos indivíduos com PEA ou controlo (tabela 1 1). As concentrações séricas de IL-18 não diferiram significativamente entre SAP e controlos (81 (9,1) v 86 (18) pg/ml) (fig 1A 1A).). As concentrações séricas de IL-18 em pacientes com ICC foram

significativamente maior do que em indivíduos sem ICC (ICC v não ICC, 255 (30) v 83 (9,0)pg/ml, p < 0,001). As concentrações séricas de IL-18 no grupo DCM e no grupo OMI não diferiram significativamente (284 (49) v 212 (20) pg/ml). As concentrações séricas de TNFα também foram maiores em pacientes com ICC do que em indivíduos sem ICC (1,9 (0,3) v 1,1 (0,1) pg/ml, p < 0,05). No entanto, uma correlação significativa foi observada entre as concentrações séricas de IL-18 e TNFα em pacientes com ICC (fig 1C1C).

# Capítulo 7

## DISCUSSÃO

Como a concentração sérica de IL-18 estava significativamente relacionada com a concentração sérica de TNFα e com a classe NYHA, o aumento da libertação de IL-18 pode desencadear a elevação do TNFα e modular os sintomas da ICC. No entanto, os mecanismos de elevação da IL-18 e os papéis fisiopatológicos do aumento da concentração sérica de IL-18 ainda não foram elucidados. As discrepâncias relativas às concentrações de IL-18 e à

ou caquexia pode indicar que a IL-18 não desempenha um papel importante na ICC. No entanto, as concentrações variáveis das proteínas de ligação da IL-18 em circulação podem mascarar a correlação entre a IL-18 sérica e outros parâmetros.

# Capítulo 8

## CONCLUSÃO

Mostrámos pela primeira vez que a IL-18 sérica estava aumentada em doentes com ICC, nos quais as elevações se correlacionavam com uma pior classe funcional cardíaca e concentrações mais elevadas de TNFα. Parece provável que a IL-18 participe na fisiopatologia da ICC, mas a sua ação funcional específica e possíveis implicações clínicas continuam por esclarecer.

## DIRECÇÕES FUTURAS

O campo da genómica cardiovascular tem dois objectivos distintos: compreender os mecanismos biológicos e aplicar esse conhecimento à medicina personalizada. O conhecimento das vias moleculares pode conduzir a uma terapêutica melhorada numa base alargada (independentemente do genótipo individual) ou a um nível individualizado (direcionado especificamente para o genótipo). Nos últimos 5 anos, a descoberta de centenas de loci cardiovasculares é um começo. Nos próximos anos, serão necessários estudos de dezenas de milhares de doentes com doenças cardiovasculares que combinem testes de associação alargada do genoma (envolvendo variantes missense, raras e comuns) com sequenciação. Os estudos funcionais são essenciais para caraterizar as vias moleculares e celulares e para desenvolver terapias adequadamente direcionadas. A genómica está a permear a investigação biomédica e estes avanços genómicos têm de prosseguir através de descobertas básicas, caraterização funcional, estudos pré-clínicos de prova de princípio, estudos em seres humanos, ensaios clínicos e aprovação regulamentar. A ciência e a medicina cardiovasculares fizeram enormes progressos no último século, começando com a brilhante elucidação da fisiologia cardiovascular e conduzindo a estudos moleculares e celulares, com determinações epidemiológicas simultâneas de factores de risco. O campo cardiovascular está agora preparado para que a medicina genómica dê contributos iguais, se não maiores.

# REFERÊNCIAS

1. Do National Heart, Lung, and Blood Institute e do Framingham Heart Study, National Institutes of Health, Bethesda, MD (C.J.O.); e do Massachusetts General Hospital (C.J.O.), Brigham and Women's Hospital (E.G.N.), e Harvard Medical School (C.J.O., E.G.N.) - todos em Boston.

2. McKusick VA. The morbid anatomy of the human genome: a review of gene mapping in clinical medicine (1). Medicine (Baltimore).1986;65:I-33.

3. Becker PE. Eine neue X-chromosomalemuskeldystrophie. Ata Psychiatr Neuro Scand.l995;193:427.

4. Weinberg RA. As moléculas da vida. SciAm.l985;253:48-57.

5. dinarello CA. Interleukin-18, a proinflammatory cytokine. Eur Cytokine Netw. 2000;ll:483-486.

6. McInnes IB, Gracie JA, Leung BP, Wei XQ, Liew FY. Interleukin 18: um participante pleiotrópico na inflamação crónica. Immunol Today. 2000; 21:312-315.

7. Gracie JA, Robertson SE, McInnes IB. Interleukin-18. J Leukoc Biol. 2003;73:213-224.

8. Mallat Z, Corbaz A, Scoazec A, Besnard S, Leseche G, Chvatchko Y, Tedgui A. Expression of interleukin-18 in human atherosclerotic plaques and relation to plaque instability. Circulation. 2001;104:1598 -1603.

9. Gerdes N, Sukhova GK, Libby P, Reynolds RS, Young JL, Schonbeck U. Expression of interleukin (IL)-18 and functional IL-18 recetor on human vascular endothelial cells, smooth muscle cells, and macrophages: implications for atherogenesis. J Exp Med. 2002;195:245257.

10. https://www.ncbi.nlm.nih.gov/pmc

11. http://circ.ahajournals.Org/content/112/5/643.short

12. Abifadel M, Varret M, Rabes JP, Allard D, 0uguerram K, Devillers M, Cruaud C, Benjannet S, Wickham L, Erlich D, et al. Mutações no PCSK9 causam hipercolesterolemia autossómica dominante. NatGenet. 2003;34:154-156. [PubMed]

13. Altshuler D, Daly MJ, Lander ES. Genetic mapping in human disease. Science. 2008;322:881-888[PMC free article][PubMed]

14. Bamshad MJ, Ng SB, Bigham AW, Tabor HK, Emond MJ, Nickerson DA, Shendure J. Exome sequencing as a tool for Mendelian disease gene discovery. Nat Rev Genet. 2011;12:745-755.[PubMed]

15. Basson CT, Bachinsky DR, Lin RC, Levi T, Elkins JA, Soults J, Grayzel D, Kroumpouzou E, Traill TA, Leblanc-Straceski J, et al. Mutações no TBX5 humano [corrigido] causam

malformação cardíaca nos membros e na síndrome de Holt-Oram. Nat Genet. 1997;15:30-35. [PubMed]

16. Berge KE, Tian H, Graf GA, Yu L, Grishin NV, Schultz J, Kwiterovich P, Shan B, Barnes R, Hobbs HH. Accumulation of dietary cholesterol in sitosterolemia caused by mutations in adjacentABCtransporters. Science. 2000;290:1771-1775. [PubMed]
17. Bonne G, Carrier L, Bercovici J, Cruaud C, Richard P, Hainque B, Gautel M, Labeit S, James M, Beckmann J, et al. Cardiac myosin binding protein-C gene splice acceptor site mutation is associated with familial hypertrophic cardiomyopathy. Nat Genet. 1995;11:438-440. [PubMed]
18. Boyden LM, Choi M, Choate KA, Nelson-Williams CJ, Farhi A, Тока HR, Tikhonova IR, Bjornson R, Mane SM, Colussi G, et al. Mutações em kelch-like 3 e cullin 3 causam hipertensão e anormalidades eletrolíticas. Nature. 2012;482:98-102. [PMC artigo gratuito][PubMed]
19. Braam SR, Tertoolen L, van de Stolpe A, Meyer T, Passier R, Mummery CL. Prediction of drug-induced cardiotoxicity using human embryonic stem cell-derived cardiomyocytes. Stem Cell Res. 2010;4:107-116. [PubMed]
20. Brown MS, Goldstein JL. A recetor-mediated pathway for cholesterol homeostasis. Science. 1986;232:34-47. [PubMed]
21. Bruneau BG, Nemer G, Schmitt JP, Charron F, Robitaille L, Caron S, Conner DA, Gessler M, Nemer M, Seidman CE, et al. A murine model of Holt-Oram syndrome defines roles of the T-box transcription fator Tbx5 in cardiogenesis and disease. Cell. 2001;106:709-721. [PubMed]
22. IBC 50K CAD Consortium A genome-wide association study in Europeans and South Asians identifies five new loci for coronary artery disease. Nat Genet. 2011;43:339-344. [PubMed]
23. Ieda M, Fu JD, Delgado-Olguin P, Vedantham V, Hayashi Y, Bruneau BG, Srivastava D. Diret reprogramming of fibroblasts into functional cardiomyocytes by defined factors. Cell. 2010;142:375-386. [PMC artigo gratuito][PubMed]
24. Itzhaki I, Maizels L, Huber I, Zwi-Dantsis L, Caspi O, Winterstern A, Feldman O, Gepstein A, Arbel G, Hammerman H, et al. Modelling the long QT syndrome with induced pluripotent stem cells. Nature. 2011;471:225-229. [PubMed]
25. Jarcho JA, McKenna W, Pare JA, Solomon SD, Holcombe RF, Dickie S, Levi T, Donis-Keller H, Seidman JG, Seidman CE. Mapping a gene for familial hypertrophic cardiomyopathy to chromosome 14ql. NEngl J Med. 1989;321:1372-1378. [PubMed]

26. Ji W, Foo JN, O'Roak BJ, Zhao H, Larson MG, Simon DB, Newton-Cheh C, State MW, Levy D, Lifton RP. Rare independent mutations in renal salt handling genes contribute to blood pressure variation. Nat Genet. 2008;40:592-599. [PMC free article][PubMed]

27. Johansen CT, Wang J, Lanktree MB, Cao H, McIntyre AD, Ban MR, Martins RA, Kennedy BA, Hassell RG, Visser ME, et al. Excesso de variantes raras em genes identificados pelo estudo de associação do genoma da hipertrigliceridemia. Nat Genet. 2010;42:684-687. [PMC artigo gratuito][PubMed]

28. Kamstrup PR, Tybjaerg-Hansen A, Steffensen R, Nordestgaard BG. Genetically elevated lipoprotein(a) and increased risk of myocardial infarction. JAMA. 2009;301:2331-2339. [PubMed]

29. Kannel WB, Dawber TR, Kagan A, Revotskie N, Stokes J., 3rd Factors of risk in the development of coronary heart disease-six year follow-up experience. The Framingham Study. Ann InternMed. 1961;55:33-50. [PubMed]

30. Katan MB. Apolipoprotein E isoforms, serum cholesterol, and cancer. Lancet. 1986;l:507-508.[PubMed]

31. Kathiresan S, Melander O, Guiducci C, Surti A, Burtt NP, Rieder MJ, Cooper GM, Roos C, Voight BF, Havulinna AS, et al. Six new loci associated with blood low-density lipoprotein cholesterol, high-density lipoprotein cholesterol or triglycerides in humans. Nat Genet. 2008;40:189-197[PMC free article][PubMed]

32. Kathiresan S, Voight BF, Purcell S, Musunuru K, Ardissino D, Mannucci PM, Anand S, Engert JC, Samani NJ, Schunkert H, et al. Genome-wide association of early-onset myocardial infarction with single nucleotide polymorphisms and copy number variants. Nat Genet. 2009a;41:334-341[PMC free article][PubMed]

33. Kathiresan S, Wilier CJ, Peloso GM, Demissie S, Musunuru K, Schadt EE, Kaplan L, Bennett D, Li Y, Tanaka T, et al. Common variants at 30 loci contribute to polygenic dyslipidemia. Nat Genet. 2009b;41:56-65. [PMC artigo gratuito][PubMed]

34. Kimura A, Harada H, Park JE, Nishi H, Satoh M, Takahashi M, Hiroi S, Sasaoka T, Ohbuchi N, Nakamura T, et al. Mutações no gene da troponina I cardíaca associadas à cardiomiopatia hipertrófica. NatGenet. 1997;16:379-382. [PubMed]

35. Kryukov GV, Pennacchio LA, Sunyaev SR. Most rare missense alleles are deleterious in humans: implications for complex disease and association studies. Am J Hum Genet.

2007;80:727-739[PMC free article][PubMed]

36. Kryukov GV, Shpunt A, Stamatoyannopoulos JA, Sunyaev SR. Power of deep, all-exon resequencing for discovery of human trait genes. Proc Natl Acad Sci USA. 2009;106:3871-3876[PMC free article][PubMed]

37. Lehrman MA, Schneider WJ, Sudhof TC, Brown MS, Goldstein JL, Russell DW. Mutação no recetor de LDL: A recombinação Alu-Alu elimina os exões que codificam os domínios transmembranar e citoplasmático. Science. 1985;227:140-146. [PMC artigo gratuito][PubMed]

38. Lemaire SA, McDonald ML, Guo DC, Russell L, Miller CC, 3rd, Johnson RJ, Bekheirnia MR, Franco LM, Nguyen M, Pyeritz RE, et al. Genome-wide association study identifies a susceptibility locus for thoracic aortic aneurysms and aortic dissections spanning FBN1 at 15q21.1. Nat Genet. 2011;43:996-1000. [PMC artigo gratuito][PubMed]

39. Maron BJ, Bonow RO, Cannon RO III, Leon MB, Epstein SE. Hypertrophic cardiomyopathy: interrelations of clinical manifestations, pathophysiology, and therapy. N Engl J Med1987;316:780-9, 844

40. McKenna WJ. Hypertrophic cardiomyopathy. In: Julian DG, Camm AJ, Fox KM, Hall RJC, Poole-Wilson PA, eds. Diseases of the heart. Londres: Bailliere Tindall, 1989:93350.

41. Relatório da Task Force da Organização Mundial de Saúde/ Sociedade Internacional e Federação de Cardiologia de 1995 sobre a definição e classificação das cardiomiopatias. Circulation. 1996;93:841-842.

42. Dec GW, Fuster V. Idiopathic dilated cardiomyopathy. N Engl J Med. 1994;331:1564- 1575. [PubMed]

43. 2. Manolio TA, Baughman KL, Rodeheffer R, Pearson TA, Bristow JD. Prevalence and etiology of idiopathic dilated cardiomyopathy (summary of a National Heart, Lung, and Blood Institute Workshop) Am J Cardiol. 1992;69:1458-1466. [PubMed]

44. 3. Codd MB, Sugrue DD, Gersh BJ, Melton LJ. Epidemiology of idiopathic dilated and hypertrophic cardiomyopathy. Um estudo de base populacional do Condado de Olmsted, Minnesota, 1975-1984. Circulation. 1989;80:564-572. [PubMed]

45. 4. O'Connell JB, Bristow MR. Economic impact of heart failure in the United States: time for a different approach. J Heart Lung Transplant. 1994;13:S107-S112. [PubMed]

46. 5. Kasper EK, et al. The causes of dilated cardiomyopathy: a clinicopathologic review of 673

consecutive patients. J Am Coll Cardiol. 1994;23:586-590.

47. http://www.sciencedirect.com/science/article/pii/S0140673609602567

48. . Schwartz PJ, Crotti L, Insolia R. Síndrome do QT longo: da genética ao tratamento. Circulation. 2012 Aug 1;5(4):868-77...[PMC free article][PubMed]

49. 2. Schulze-Bahr E, Haverkamp W, Wedekind H, Rubie C, Hordt M, Borggrefe M, et al. A síndrome autossómica recessiva do QT longo (síndrome de Jervell Lange-Nielsen) é geneticamente heterogénea. Hum Genet. 1997 Oct;100(5-6):573-76..[PubMed]

50. 3. Tester DJ, Ackerman MJ. Genetic testing for potentially lethal highly treatable inherited cardiomyopathies/channelopathies in clinical practice. Circulation. 2011 Mar 8;123(9):1021-37...[PMC free article][PubMed]

51.4. Tester DJ, Will ML, Haglund CM, Ackerman MJ. Compendium of cardiac channel mutations in 541 consecutive unrelated patients referred for long QT syndrome genetic testing. Heart Rhythm. 2005 May;2(5):507-17...[PubMed]

52. 5. Splawski I, Shen J, Timothy KW, Lehmann MH, Priori S, Robinson JL, et al. Espectro de mutações nos genes da síndrome do QT longo. KVLQT1, HERG, SCN5A, KCNE1 e KCNE2. Circulation. 2000 Sep 5;102(10):1178-85...[PubMed]

53. 6. Napolitano C, Priori SG, Schwartz PJ, Bloise R, Ronchetti E, Nastoli J, et al. Genetic testing in the long QT syndrome: development and validation of an efficient approach to genotyping in clinical practice [Ver comentário] JAMA. 2005 Dec 21;294(23):2975- 80...[PubMed]

54. 7. Tester DJ, Benton AJ, Train L, Deal B, Baudhuin LM, Ackerman MJ. Prevalence and spectrum of large deletions or duplications in the major long QT syndrome-susceptibility genes and implications for long QT syndrome genetic testing. Am J Cardiol. 2010 Oct 15;106(8):1124-28...[PMC free article][PubMed]

55. 8. Koopmann TT, Alders M, Jongbloed RJ, Guerrero S, Mannens MM, Wilde AA, et al. Síndrome do QT longo causada por uma grande duplicação no gene KCNH2 (HERG) indetetável pelas actuais metodologias de rastreio de exões baseadas na reação em cadeia da polimerase. HeartRhythm. 2006 Jan;3(l):52-5.

56. BrugadaP, Brugada j,Bloqueio de ramo direito, elevação persistente do segmento ST e morte súbita cardíaca: uma síndrome clínica e electrocardiográfica distinta. A multicenterreport.J Am Coll Cardiol. 1992;20:1391-1396.

57. WildeAA, AntzelevitchC, BorggrefeM, BrugadaJ, BrugadaR, BrugadaP, CorradoD,

HauerRN,KassRS, NademaneeK, PrioriSG, TowbinJA. Proposta de critérios diagnósticos para a síndrome de Brugada: relatório de consenso.Circulation. 2002;106:2514-2519.

58. http://circ.ahajournals.Org/content/106/l/69.short
59. https://www.ncbi.nlm.nih.gov/pmc/articles/PMC2373423/
60. Kullo U, Turner ST, Kardia SL, et al. A genome-wide linkage scan for ankle-brachial index in African American and non-Hispanic white subjects participating in the GENOA study. Atherosclerosis. 2006;187:433-438. [PubMed]
61. 9. Samani NJ, Burton P, Mangino M, et al. A genome-wide linkage study of 1,933 families affected by premature coronary artery disease: The British Heart Foundation (BHF) Family Heart Study. Am J Hum Genet. 2005;77:1011-1020. [PMC free article][PubMed]
62. 10. Farrall M, Green FR, Peden JF, et al. Genome-wide mapping of susceptibility to coronary artery disease identifies a novel replicated locus on chromosome 17. PLoS Genet. 2006;2:e72. [PMC free article][PubMed]
63. 11. Lin JP. Genome-wide scan on plasma triglyceride and high density lipoprotein cholesterol levels, accounting for the effects of correlated quantitative phenotypes. BMC Genet. 2003;4 SupplES47.[PMC free article][PubMed]
64. 12. Coon H, Leppert MF, Eckfeldt JH, et al. Genome-wide linkage analysis of lipids in the Hypertension Genetic Epidemiology Network (HyperGEN) Blood Pressure Study. ArterisclerThrombVasc Biol. 2001;21:1969-1976. [PubMed]
65. 13. Arya R, Lehman D, Hunt KJ, et al. Framingham Heart Study Evidence for bivariate linkage of obesity and HDL-C levels in the Framingham Heart Study. BMC Genet. 2003;4 SupplLS52. [PMC free article][PubMed]
66. 14. Peacock JM, Arnett DK, Atwood LD, et al. Genome scan for quantitative trait loci linked to high-density lipoprotein cholesterol: The NHLBI Family Heart Study. ArteriosclerThrombVasc Biol. 2001;21:1823-1828. [PubMed]
67. 15. KruglyakL. Power tools forhuman genetics. Nat Genet. 2005;37:1299-300.

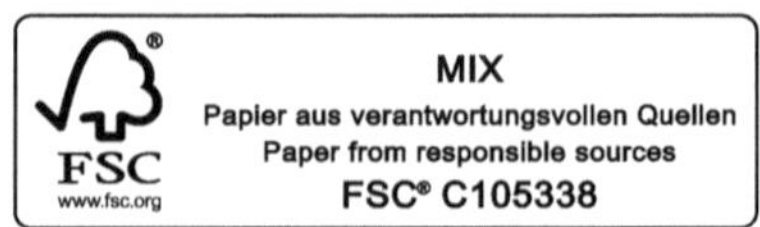


Printed by Books on Demand GmbH, Norderstedt / Germany